JN225051

利益相反の自己管理

しくみを知って説明責任をはたそう

著
平井　昭光
飯田 香緒里
谷内　一彦
朴　成和
田中　徳雄
中山　健夫

クリニコ出版

目　次

執筆者一覧

平井　昭光　弁護士・税理士
東京医科歯科大学客員 教授
徳島大学客員 教授

朴　　成和　東京大学医科学研究所附属病院腫瘍・総合内科 教授

飯田香緒里　東京医科歯科大学統合イノベーション機構
オープンイノベーションセンター 教授

谷内　一彦　仙台白百合女子大学・健康栄養学科 特任教授
東北大学サイクロトロン RI センター・研究教授・学術研究員（名誉教授）

田中　徳雄　元製薬協常務理事

中山　健夫　京都大学大学院医学研究科社会健康医学系専攻健康情報学分野 教授
医学部附属病院 倫理支援部 部長

はじめに

医療現場での診療や研究活動は，患者の命や健康に直接関わるため，何よりも倫理が求められます。特に利益相反の管理や透明性の維持は，医療の信頼性を守るために不可欠です。

本書は，医学研究と診療における公正性の確保と，生命倫理の重要性を中心に，利益相反の仕組みとそのマネジメントについてまとめられています。

御執筆をいただいた著者，ならびに関係の皆様に深謝致します。

2024 年 9 月

クリニコ出版
編集部

利益相反 Q&A

現在の利益相反状態の例示については，本文 43 頁に簡潔に解説した実際の企画から公表まで，事例，検証，様式などは 6 章を参照されたい。

Q1.
利益相反とは何ですか

Q2.
「定期申告」と「随時申告」の違いは何ですか

Q3.
「定期申告」の申告対象期間が前年度となっていますが間違いではないですか

Q4.
申告が必要となるのは誰ですか

Q5.
申告する内容はどんなものですか

Q6.
なぜ申告が必要なのですか

Q1　利益相反とは何ですか

利益相反とは「経済的利益相反」と「責務相反」の２つから構成されます。
「経済的利益相反」とは，職務上の地位に基づく責任または義務と，所属先以外において得る利益とが相反する状態をいいます。
「責務相反」とは，職務上の地位に基づく責任ないし義務と，それ以外の活動における責務とが相反している状態をいいます。

Q2　「定期申告」と「随時申告」の違いは何ですか

「定期申告」は年度につき１回，報告が求められるものです。
一方「随時申告」は，新たに申告対象事例が発生した場合または発生が見込まれる場合に申告が求められるものです。

Q3　「定期申告」の申告対象期間が前年度となっていますが間違いではないですか

「定期申告」は，前年度の利益相反に関する状況を報告するものです。

Q4　申告が必要となるのは誰ですか

申告対象者は一般的には次のとおりです。
役員
常勤・非常勤を問わず雇用されている者
一定の身分を付与されている者
対象者と生計を一にする配偶者及び一親等の者（両親及び子ども）についても利益相反が想定される経済的な利益関係がある場合には対象となる。

Q5　申告する内容はどんなものですか

大きく分けて「個人的経済的利害関係」と「産学連携活動等」の２つがあります。
対象となる具体的な事例は以下です。
また，事例の具体的な内容（企業・団体等に関する情報やその金額と時期・期間，所有割合など）も申告が必要とされています。

個人的経済的利害関係

未公開株の保有：１株以上（ただし，株式公開後１年以内も含む）

公開株の保有（保有の割合に規定があります）
新株予約権を保有（未行使）
融資，保証の提供（銀行などの金融機関以外のもの）
1 企業・団体等からの収入（兼業［国，地方自治体，独立行政法人，学校及び病院等公益法人を除く］など，自らの所得として年間に計上される収入，謝金の総額）
役員の兼業
知的財産権（特許，著作権等の移転）によるロイヤリティ収入
無償の機材借用（契約無）
無償の役務提供（契約無）
産学連携活動等
共同研究*
受託研究*
コンソーシアム*
依頼試験・分析の実施*
奨学寄附金（研究助成金）の受入れ*
客員研究員の受入れ
ポストドクトラルフェローの受入れ
物品購入*
技術移転（特許，著作権等の移転）*

*年間の受入額の規定があります

Q6　なぜ申告が必要なのですか

利益相反状態にあるために，外部の企業・団体等にとって有利な行為を不当に行うことで就業先の利益・患者の利益が損なわれる可能性があります。そのため，利益相反状態が適切に把握・管理されることが重要であり，不正の抑止効果ともなるためです。

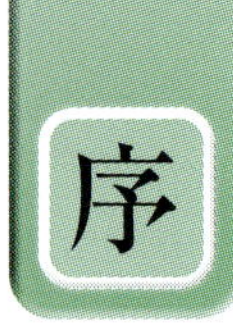

なぜ「利益相反」なのか

倫理違反と法律違反

人が集団を形成して社会的な生活を営む以上，そこには必ず規範が存在する。規範は人類の歴史と共に進化して，書かれざる規範から明文化された規範へ，よりプリミティブな規範からより洗練された規範へ変化してきた。そのような規範の中で，現代において最も大事なのが法律であることは言うまでもない。法律の概念は憲法，民法から始まって，省令，通達，ガイドラインへと及んで，複雑な社会生活を規律するルールを形成する。

他方，倫理という規範はその外延もコアも理解しにくい存在である。最近はコンプライアンス，遵法，ガバナンスなどといった概念も浸透し，より不明確な概念となってきた。そのような倫理の中で，我々医学系研究・臨床研究に関係する医師・研究者として大事なのは研究倫理，ジャーナルなどの発表に関する倫理，医師としての倫理というものとなろう。医学系研究・臨床研究に携わる中で，これらの倫理に反し，研究を遂行する場合には，患者・被検者の生命身体に大きな影響を及ぼすだけでなく，社会・国民からの臨床研究への信頼を失墜し，保健衛生向上の観点から大きなダメージとなる。

さて，このような規範の違反だけが，医師を含めた研究者・専門職の行動をコントロールする全てなのであろうか。もし，そうだとすると「李下に冠を正さず」といった場合で，李（スモモ）がある場合にはどんな内心の意図がある場合でも（全くスモモに興味がない場合でも），冠を正すことができなくなる。理想的には，内心の意図が「冠を正す必要性のみを感じている」場合には，李下に冠を正すことができても良いのではないだろうか。

かつての牧歌的な時代と異なり，科学技術が急速に進歩し，また，現代社会の複雑な構造となった現状においては，医療・研究と企業・経済活動が複雑に絡み合って，相互に作用することで最大の効果を発揮するようになっている。例えば，免疫チェックポイント阻害剤のオプジーボや遺伝子治療のゾルゲンスマなどといった最先端の医療は，ある意味では企業や資本の支えなしにしては生まれなかった医療である。そして，このように経済活動が複雑に絡み合っている状況では，医師や研究者はいつも「スモモ」の下にいるようなものということもできよう。

このような内心は純粋な研究行為または治療行為である場合に，「第三者（国民・納税者）から，経済的な利害関係によって当該行為に何らかのバイアスを掛けているのではないか，とみられかねない状況において，医師・研究者に説明責任を果たす道を与えるのが利益相反（Conflict of Interest）である。このような利益相反の仕組みを活用することによって，医師・研究者は，安心して利害関係が存在する研究を進めることができるのである。

このような利益相反は，日本には1990年代半ばころに紹介された。奈良先端科学技術大学院大学は，「産学連携と倫理に関する研究－大学における利益相反の日本型マネジメントの在り方について」[1]において「産学連携によって教員が得る私的な利益が，大学での公的な責任と衝突すると利益相反（コンフリクト・オブ・インタレスト）という問題が生じる。」と述べている。米国では日本に約20年程度先んじて利益相反の提案と仕組みづくりが進められていて，AUTM Technology Transfer Practice Manual, Vol. 3 Part 2 Chapter 2[2]にも利益相反の概念が紹介されている。このAUTMのマニュアルは経済産業省の指導の下日本語に訳されて利益相反が紹介され，その後，文部科学省の委員会において，利益相反に関するガイドラインが作成されるようになっていった（その意味では，既に明文化された規範となりつつあるが，そのマネジメントに利用する規範に明文化されたものはなく，あくまでシステムだけ明文化されているという点で，前記の明文化された規範とは異なる。）。

そして，その後，厚生労働省も臨床研究に関するガイドラインの作成を行い，利益相反の考え方を臨床研究にも拡げていった。

経済的なCOI状態自体が問題というわけではない

利益相反（以下，「COI」という。）は，様々な要因によって発生し，マネジメントを必要とする状況になる。例えば，医学系医師・研究者が以下のような行為を行った場合は，その契機となる。

① 民間企業のアドバイザーになる
② 民間企業と共同研究を始める
③ 自らの研究成果について特許出願したところ，組織が民間企業へライセンスをした
④ 自らの研究成果を基礎としてベンチャーを創業し，出資した
⑤ 自ら創業したベンチャーの役員になった
⑥ 自ら創業したベンチャーと共同研究を始めた

また，マネジメントという観点ではなく，論文発表時における開示という観点から考えると以下のようなものがその契機となる。

① 論文を発表する。
② 当該論文の内容が，特定の医薬，特定の製薬企業，特定の疾病に関係している。
③ 発表者が，営利・非営利を問わず，第三者組織・団体が得る利益に影響を与えうる，何らかの関わり（利害関係）を有している。

他にも，組織以外の団体，主として民間企業との間において直接・間接に何らかの利害関係（interest）を有することとなり，それと自らの本務である研究，教学，医療とが何らかの関係を有する場合はCOIの可能性が生まれる。

このようなCOIの状態は，医学系研究または産学連携を進める以上，必然的に生まれるものであってそれ自体が問題であるわけではないばかりか，イノベーションによる社会の発展を期待されている現在の社会環境において

はとても大事な「状態」であるということができよう。つまり，経済的な利害関係の存在そのものが問題というわけではないのである。

それでは，何が問題なのか。「重要な経済的な利害関係」の存在によって，納税者や国民といった第三者が，「研究者が本務にバイアスを掛ける」のではないか，と合理的に疑う可能性が生まれることが問題なのである。この可能性は放置をすると，第三者からの信頼を失い，ひいては公費で研究や医療が行われいる場合に特にこれを継続することが難しくなる。そして，社会全体のイノベーションが停滞し，医療の発展が阻害されるのである。

よって，研究者は，自らまたは組織の用意する説明責任用のシステムによって，第三者に対して常に説明を続けることが必要であり，このような説明責任用のシステムが論文投稿時の COI 開示や COI 委員会等のシステムなのである。

経済的な利害関係は COI システムの中でハンドリングすべき事象として，最も重要なものである。なんとなれば，人は経済的なモチベーションによって影響を受ける可能性が高い，という経験的な想定があるからである。しかしながら，人は経済的なもの以外にも影響は受ける。例えば，人的な関係である。上司と部下，指導者と被指導者，先輩と後輩，年齢の上下などによって，人はその行動に影響を受ける。このような人的な関係によって本務に影響が出るパターンとしては，「部下ごと兼業」と呼ばれるような事象がある。つまり，組織の中で上司と１名または複数の部下がグループを形成していて，上司が創業したベンチャーにグループ全体が兼業するような場合である。この場合，ベンチャーにおける研究の目的が重要視され，上司・部下の関係によって，組織の中での研究がベンチャーの事業目的によって影響を受ける場合がある。他にも，産学連携ではないものの，論文のレビューにおいて，部下が上司の論文をレビューする際に中立的に取扱いできないケース，ベンチャーとの共同研究によってベンチャー側の研究担当者である上司の存在によって，共同研究の方向性や知財の管理が中立的になされないケースなど，多様な場面でそのような場合が発生しうる。

また，知的財産に関して利害関係が発生する場合もある。例えば，自らの研究成果をライセンスインしてその実用化を図っているベンチャー企業に対して，その知財の実用化を優先するために共同研究など何らかの形で便宜を図る場合である。しかし，このようなケースは実は非常に難しい問題をはらんでおり，ある知財を社会で有効活用するためには，それに関連する知財，研究，知見の集積は必須であり，ある一定の範囲でこのような優先的な取り扱いは合理性があるということもできるからである。いわゆる○○発ベンチャーなどのように称号を付して，組織として正面から優遇するケースである。もちろん，このような優遇は政策的に正しいのであって，適切なルール，情報の公開，適切なプロセスでの判断がなされていれば問題はない。

また，グラントも同様である。医学系研究を実施する原資として行政機関からなされている場合であろうと，大学自体から提供されている場合であろうと，その研究成果をポジティブに公表すれば，ネガティブに公表するよりも研究者にとっては更なる経済的支援がもっと得られ，論文も増やせるという personal interest が考えられる。また，行政や大学としても，結果として組織の利益拡大にもつながることから，それを期待した働きかけを行うことが考えられる。

このようにヒト・モノ，カネの全ての分野で利害関係（interest）は発生し，それに基づいて説明責任を果たす必要が生まれてくる。このような利害関係は，ある意味では社会と産業の発展のためにはとても大事な事であって歓迎すべき事態である。大事なことはこのような利害関係のある状態，つまり COI 状態を適切にハンドリングすることなのである。

根拠のない誤解を避けるための仕組みを知る

さて，それでは如何様に COI 状態をハンドリングすれば良いのであろうか。納税者などの第三者から根拠のない誤解を避けるためにはどのようにしたら良いのであろうか。ここにおいては，如何に説明責任を果たすか，がカギとなる。

結局のところ，研究者が自ら個々の産学官連携活動について，第三者に説明責任を果たすことは，通常，困難である。特段の事情によって，当該活動が大きな社会的な問題となっている場合は，記者会見などの場で説明責任を果たすことも可能だが，これは特殊なケースであり日常の産学連携活動について難しい。よって，研究者が所属する組織の中で，システマチックに説明責任を果たす仕組みを構築することが必要となる。それが，論文投稿の際の

COI の開示であり，自己申告⇒委員会での検討⇒マネジメントという流れである。

まず，論文投稿のケースで考えると，International Committee for Medical Journal Editors（ICMJE） が Recommendations for the Conduct, Reporting, Editing, and Publication of Scholarly Work in Medical Journals（ICMJE Recommendations）[3] を公表しており，このガイダンスに沿って，論文投稿時の利害関係の開示を行うことになる。わが国においても，一般社団法人全国医学部長病院長会議が 2019 年，「医学系研究機関における組織 COI 管理ガイダンス」[4] において論文投稿時に著者個々に対する COI 状況の申告だけでなく，第三者組織・団体との職務上或いは個人的なすべての関わり合いおよび諸活動の詳細な申告開示を求めることとした。なお，営利または非営利を目的とした組織・団体（entity）とは行政機関，財団，企業スポンサー，学術研究機関などと定義している。

COI マネジメントのケースで考えると，説明責任を果たす主体が，研究者から組織（COI 委員会）に移動する。研究者に代わって，あるいは第三者に代わって，研究者を取り巻く利害関係を検討し，判断し，説明責任を果たせるようにマネジメントするのが COI 委員会になるのである。そして，このような COI 委員会が十全に機能を発揮するためには，研究者からの情報提供が必要となり，これが自己申告によってもたらされることとなる。組織は警察のような強制力を有していないので，仮に研究不正行為がなされたような場合であっても強制的な捜査権限はなく，当然，研究不正行為ですらない通常の産学連携活動であれば尚更であって，あくまで任意に情報提供を求めることとなる。COI 委員会は，このように研究者からの自己申告に基づき，利害関係に関する情報を収集し，その情報に基づいてマネジメントを開始するのである。

このような自己申告システムを採用すると，ある意味，責任の所在も COI 委員会から研究者に移転されるという側面もある。つまり，もし，自己申告をしない，あるいは虚偽の自己申告を行った場合は，爾後にそれが知れた時には，問題があった場合の責任が不適切な自己申告を行った研究者に移ることとなるのである。これにより，研究者の側には適切な自己申告を行う必要があるというモチベーションが生まれることとなり，COI の仕組みが健全に機能することとなる。

このように研究者から自己申告による情報を受け取ったCOI委員会は，第三者に代わって，そして第三者の目で当該利害関係の状況を理解し，判断し，適切に指導することとなる。具体的には，以下のようなマネジメントが考えられる（米国の例）。

① 重要な経済的利益の公開
② 独立した監督官による研究のモニタリング
③ 研究計画の変更
④ 研究の全部または一部への参加の禁止
⑤ 重要な経済的利益の剥奪
⑥ 現実のまたは潜在的COIをもたらす関係の解消
⑦ エスクロー口座へのエクイティの寄託

日本ではあまりこのようなドラスティックなマネジメントを行うことはないが，あくまで産学連携活動を推進するという観点から，説明責任を果たすために適宜アドバイスや指導を行うこととなる。

そして，このようなアドバイスを行うためには，自己申告のみでは十分ではないことが多いので，COI委員会の事務局は組織内のデータを調査し，研究者への連絡を行うなどによって情報を補完する。さらに，場合によっては，COIアドバイザーがCOIヒヤリングを研究者に行って事案について検討を深めることもある。そして，このような情報収集の結果，重要な案件については，COI委員会での討議を経て，研究者への対応を決めるのである。

いずれにしても，COIマネジメントのポイントは，研究者と共に考えることに尽きる。研究者から自己申告を受け（透明性（transparency）の確保），共に考え，COI委員会によって説明責任（accountability）を果たすのである。研究者と組織が共に社会に向かって努力するシステムである，ということを根幹に据えて，研究者はintegrityを確保しながら素晴らしい研究を行い社会に貢献する，そういったイノベーティブな社会とシステムを支える一つの方策がCOIなのである。

（平井 昭光）

■ 引用文献 ■

1）奈良先端科学技術大学院：産学連携と倫理に関する研究－大学における利益相反の日本型マネージメントのあり方について－．2000. https://library.naist.jp/dspace/handle/10061/4310.（2023 年 4 月 10 日時点掲載先）
2）Association of University Technology Managers：AUTM Technology Transfer Practice Manual（3rd edition）. Vol. 3. 2008. http://www.autm.net/AUTMMain/media/ThirdEditionPDFs/V3/TTP_V3_Complete.pdf.（2023 年 4 月 10 日時点掲載先）.
3）International Committee for Medical Journal Editors：Recommendations for the Conduct, Reporting, Editing, and Publication of Scholarly Work in Medical Journals. 2022 updated. https://www.icmje.org/icmje-recommendations.pdf.（2023 年 4 月 10 日時点掲載先）.
4）一般社団法人全国医学部長病院長会議 臨床研究・利益相反検討委員会：医学系研究機関における組織 COI 管理ガイダンス．2019. https://www.ajmc.jp/pdf/20190425_01.pdf.（2023 年 4 月 10 日時点掲載先）.

国際化の渦中にある医学・医療の特殊性と生命倫理

● 本章では，医学研究と診療における公正性の確保と，生命倫理の重要性について詳しく解説する。医療現場での診療や研究活動は，患者の命や健康に直接関わるため，何よりも倫理が求められる。特に利益相反の管理や透明性の維持は，医療の信頼性を守るために不可欠である。

診療面の倫理

医の倫理は，診療と研究に分けて考えることができる。診療面における倫理として，古くは「ヒポクラテスの誓い」があり，「患者に利すると思う治療法を選択し，害と知る治療法を決して選択しない」，「患者は身分を問わず扱う，医師の地位を利用して不正を働かない」，「患者の秘密を守る」など重要な倫理指針が述べられている。現在は患者の人権の擁護の観点から医師と患者関係が見直され，患者の自立性，自己決定権の尊重，Informed Consent が重要視されている。医療行為は，診断や病状を把握するための検査も，診断された病気に対する治療も患者に対する「介入」であり「負担」を伴う。例えば，軽微な負担とされているレントゲン検査でも放射線被爆があり，採血検査のために針を刺されれば痛みを伴う。さらに，手術では体が傷つき，抗がん剤治療には副作用を伴う。そのため，ヒポクラテスの誓いにある「患者に利すると思う治療法を選択し，害と知る治療法を決して選択しない」は，「患者にとって予想される害を上回る利益が期待できる治療を選択して行う」と言い換えた方が正確である。さらには，医療者が医学的に利益と害のバランスが最善であると考えられる医療を提案しても，それを受ける患者の価値観と合致しなくてはならず，どのような医療行為もその利益と害が十分に説明された後に患者から同意が得られなければ行うことはできない。

近年の医学の進歩により，同じ病気に対しても複数の治療法を選択肢として挙げることができるようになった。診療ガイドラインが様々な領域で策定され，臨床研究（試験）結果のエビデンスが診療の基本とされているが，そのエビデンスは，ある条件を満たす患者に対して，ある指標（エンドポイント）での優劣を示したものであり，医療現場における全ての患者をカバーできるものではなく，また全ての点において特定の治療法が優れていることを示すものではない。そのため日常診療では，患者の病態だけでなく社会背景，価値観などを考慮した「医師の裁量」の余地が大きい。例えば，効果は高いが副作用のリスクが高い治療法 A と効果は多少劣るが副作用のリスクが低い治療法 B を患者へ説明する際にも，それぞれの治療法の効果と副作用をどのような強弱で患者に説明するかによって，患者の選択は大きく影響される。加えて，現在は多くの製薬企業から同種・同効の薬剤が販売されているが，それらを全て説明することは不可能である。患者や家族もインターネットなどにより医療に関する多くの情報を入手できるようになったが，それらの情報を適切に選択し，十分に理解することは難しく，治療法や検査法の選択には医療者の言葉が大きく影響する。また，ある医療行為が開始された後にも，その効果や副作用が評価され，治療法が変更・中止されることがある。病気が治癒した場合を除いて，慢性的な病気に対する長期的な治療では，客観的な指標などによって効果が評価可能な場合や，抗がん薬治療では副作用など患者からの訴えも判断材料に含まれる場合もあるが，多くの場合には「総合的に」担当医によって中止や変更が判断される。

最終的に全ての医療行為は，治療選択だけでなく中止や変更も含めて「実際に行う医療」と「それ以外の医療」に決着されるが，「実際に行う医療」は医師の判断で決められる。その判断は，しっかりと評価された事実に基づき，患者の利益や希望を考慮して，「公正」になされるべきであり，そこに何等かの「バイアス」が入ることは許されない。

研究面の倫理

研究面における倫理については，国内では「人を対象とする生命科学・医学系研究に関する倫理指針」（令和 5 年 3 月 27 日一部改正*[1]）が策定されており，その前文において，「人を対象とする生命科学・医学系研究は，生命科学・医学及び医療技術の進展を通じて，国民の健康の保持増進並びに患者の傷病からの回復及び生活の質の向上に大きく貢献し，人類の健康及び福祉の発展や新しい産業の育成等に重要な役割を果たしている。これらの研究基盤や研究そのものは，今後も持続的に発展が求められるものである。」と記載されている通り，無論医学の発展のために医学研究が必要である。多くの医学研究は生命機構の解明など純粋に基礎的なものを除いて，医療の進歩を目指すものであり，その特殊性として最終的に人を対象として行われる。その結果は重要なエビデンスとして標準治療となり，将来の医学の進歩の基盤となるが，人を対象とする医学研究（試験）の最終段階で行われる無作為化比較試験では偽薬（プラセボ）が比較対象として用いられることがあるなど，医学研究において，臨床研究（試験）に参加した「患者の利益」よりも「社会の利益」が求められる側面がある。

第二次世界大戦時に行われたナチスによる非人道的な人体実験は，戦争に勝つという「社会の利益」を求めた極端な例であるが，戦後（1947 年）の裁判で非難され，その評決の要点をまとめたニュルンベルグ要綱を受けて，1964 年に世界医師会はヘルシンキでの総会で「人を対象とする生物学的研究（臨床実験）に関する倫理綱領」を採択した。これはヘルシンキ宣言と呼ばれ，日本医師会もその日本語版*[2]を採択，公表している。ニュルンベルグ要綱では，医学研究には「社会の利益」，「正当性」，「被験者への注意」，「不必要な肉体的および精神的な苦痛の回避」，「そのための準備や施設整備」，「研究者の十分な知識や技能」などが求められるとしている。それに加えて，ヘルシンキ宣言では，「社会的利益よりも患者の利益の優先」，「プライバシーの保護」，「障害発生時の補償」，「社会的弱者への配慮」，「倫理審査委員会での承認」，「研究の登録および結果の公表」などが記載されている。いずれも人を対象とする医学研究では被験者の自発的な同意が不可欠である

*[1] https://www.mhlw.go.jp/content/001077424.pdf
*[2] https://www.med.or.jp/doctor/international/wma/helsinki.html

とされており，ヘルシンキ宣言では「インフォームド・コンセント」という言葉が使われている。また，1979年にアメリカの「生物医学および行動学研究の対象保護のための国家委員会」により，初版のヘルシンキ宣言の内容をさらに具体的に落とし込んだベルモント・レポートが作成され，人間を対象とした医学研究における3つの基本的な倫理原則として，「人格の尊重」・「恩恵」・「正義」を定め，この3原則を研究に適用する際に考慮する要件として，「インフォームド・コンセント」・「リスク対利益の評価」・「研究対象者の選択」についてまとめられている。この中で，インフォームド・コンセントを構成する要素として，「情報」・「理解」・「自発性」が挙げられており，「情報」には，研究の方法・目的，リスクと期待される利益，代替的な方法，質問の機会や研究参加をいつでも撤回できること，対象者の選択方法，研究責任者などが含まれる。「理解」については，「説明が早すぎる」，「相手が知らない専門用語を多用する」，「情報を伝える方法が複雑」など，相手の理解を妨げるようなことを避け，被験者の知識レベルや年齢，国籍などを考慮して分かりやすい説明を実施することが求められる。また，「自発性」については，研究参加への正式な同意は，被験者が自らの自由意思に基づいて自発的に研究に参加することを決定した場合に成立するため，被験者の意思決定に何らかの強制力や不当な影響があってはならず，担当医などの優位な立場にある者が研究への参加を促すことや，高額な報酬の対価として研究への参加を提示することなどが禁止されている。このように被験者は，十分な「情報」を与えられた上で，それを「理解」し，「自発的」に研究に参加することが求められ，人を対象とする医学研究では，これらの情報を被験者に正しく開示することが求められている。そこに何等かの「バイアス」が入ることは許されない。

生命科学・医学研究における倫理指針

本邦では，個人情報の保護に関する法律，条例，世界医師会による「ヘルシンキ宣言」及び科学技術会議生命倫理委員会における「ヒトゲノム研究に関する基本原則」（平成12年6月14日科学技術会議生命倫理委員会決定）に示された倫理規範等を踏まえ，平成13年以降に関係省庁において関係指針

表1　人を対象とする生命科学・医学系研究に関する倫理指針の目的と基本方針

この指針は，人を対象とする生命科学・医学系研究に携わる全ての関係者が遵守すべき事項を定めることにより，人間の尊厳及び人権が守られ，研究の適正な推進が図られるようにすることを目的とする。全ての関係者は，次に掲げる全ての事項を基本方針としてこの指針を遵守し，研究を進めなければならない。 ①社会的及び学術的意義を有する研究を実施すること ②研究分野の特性に応じた科学的合理性を確保すること ③研究により得られる利益及び研究対象者への負担その他の不利益を比較考量すること ④独立した公正な立場にある倫理審査委員会の審査を受けること ⑤研究対象者への事前の十分な説明を行うとともに，自由な意思に基づく同意を得ること ⑥社会的に弱い立場にある者への特別な配慮をすること ⑦研究に利用する個人情報等を適切に管理すること ⑧研究の質及び透明性を確保すること

が順次定められてきたが，研究対象及び手法の多様化並びに生命科学・医学及び医療技術の進展に伴い，規制範囲や方法等について継続的な見直しが行われた。「人を対象とする医学系研究に関する倫理指針」と「ヒトゲノム・遺伝子解析研究に関する倫理指針」の両方に該当する研究が多く行われ，また，両指針に定められている手続に共通点が多いことから，令和3年に両者を統合し，新たな倫理指針を定めた「人を対象とする生命科学・医学系研究に関する倫理指針」が定められた。その第1章には総則の第1として目的及び基本方針が記載されている（表1）。

全ての人を対象とする医学研究は，施設または中央の倫理審査委員会にて研究計画書（プロトコール）だけでなく，「インフォームド・コンセント」の際に被験者に提示される説明文書も審査される。しかし実際には，ディオバン事案，タシグナ事案，CASE-J事案などの臨床研究に関する不適正事案があり，これらの事案を受けて平成29年4月1日から臨床研究法*3が施行されている。その中で定義された特定臨床研究では，モニタリング・監査の実施，利益相反の管理等の実施基準の遵守及びインフォームド・コンセントの取得，個人情報の保護，記録の保存等を義務付け，試験の情報も公的なデータベースに登録されている。また，各施設では利益相反管理委員会がおかれて，研究に影響を及ぼすことが懸念される「利益相反」の有無や「利益相反」の管理状況も審査される。

*3 https://www.mhlw.go.jp/web/t_doc?dataId=80ab5894&dataType=0&pageNo=1

これまで述べたように，診療においても，人を対象とする医学研究（試験）においても，患者の治療方針決定や被験者の臨床研究（試験）への参加についての意思決定に際して，いかに情報を公正に伝えるかが極めて重要である。繰り返しになるが，そこに何等かの「バイアス」が入ることは許されない。診療においては，世の中全体での評価や時間による淘汰，ガイドラインやセカンドオピニオンなどによりバイアスが修正されることもあるが，研究においては専門性が高いことや競争のために秘密にされている事項があるなど，情報が限定されるため，バイアスがあったとしても見えにくい。「バイアス」の要因として「利益相反」がある。

（朴 成和）

医学・医療における利益相反状況

- 医療の発展には，大学や研究機関と企業の産学連携が不可欠である。しかし，こうした関係が個人の利益と公的な責任の衝突（利益相反）を引き起こすことがある。利益相反は，研究結果や診療ガイドラインにバイアスをもたらすリスクがあるため，透明性と公正な管理が必要となる。
- 臨床研究や新薬開発においては，利益相反を適切に管理し，説明責任を果たすことが信頼性確保のカギとなる。

産学連携が孕む利益相反

診療や医学研究の実践においては，大学などの公的研究機関と製薬企業などとの産学連携の役割は極めて大きい。米国での産学連携活動は，1980年におけるBayh-Dole法の導入をきっかけに強化され，これまでも医学・医療の分野において基礎研究成果をもとに新規診断法や治療法，予防法の開発並びに実用化に大きく貢献してきた。本邦においても，「科学技術基本計画」が1996年に策定され，先端的な基礎研究成果をもとに国民の期待に応える科学技術の総合的な発展を推進しており，2014年には，国策として「健康・医療戦略推進法」及び「独立行政法人日本医療研究開発機構法」の制定を受けて，2015年4月に設置された独立行政法人日本医療研究開発機構の画期的な医薬品，生物製剤，医療機器の開発や再生医療の展開に向けた戦略的な取り組みが産学官の連携を軸に本格化している。また最近では，研究者自身がベンチャー企業を立ち上げるなど，研究と研究者個人との利益が直接関連することも多くなりつつある。

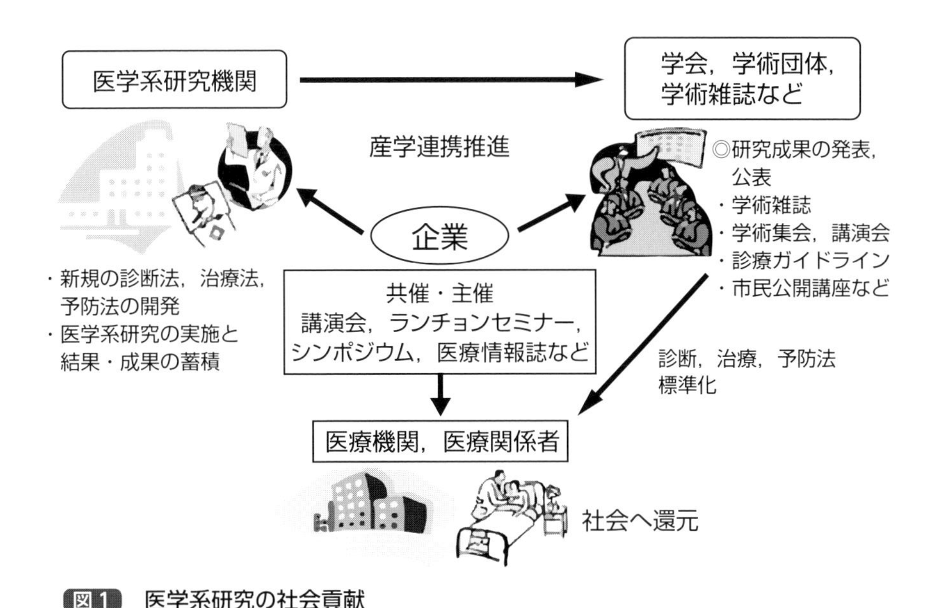

図1　医学系研究の社会貢献

（「日本医学会 COI 管理ガイドライン 2022」からの引用）

しかし，教育，研究，診療という学術機関としての責任やそれに伴う「社会的利益」と，産学連携活動に伴い生じる組織や企業および研究者・医療者の「個人的利益」が衝突・相反する状態が不可避的に発生する（図1）。こうした状態が「利益相反（COI；conflicts of interest）」と呼ばれ，第三者組織・団体（営利，非営利を問わず）との緊密な関わり合いがあると，医学系研究の独立性が損なわれ，結果公表や診療ガイドライン策定に係る企業寄りのバイアスリスク（研究バイアス，出版バイアス，報告バイアス）が懸念され，時に社会問題化している。1999年に米国ペンシルベニア大学で発生した，ジェシー・ゲルシンガーという少年が遺伝子治療の臨床試験中に死亡したゲルシンガー事件では，「利益相反」問題においても，組織としての監督や当該大学自体および研究者個人の「利益相反」管理の重要性について大きな警鐘が鳴らされた。

上記のように，医療の発展のためには医学研究者と金銭的な利益を求める製薬会社などの企業との共同研究は必須であるが，研究者からみると，自分の研究が期待通りの良い結果を示し，世の中で高い評価を受けることは名誉であるばかりでなく，新たな研究費の獲得，より良い職位の獲得（出世），特許権や講演料などの経済的利益の獲得などにつながる。また，企業からみると，社員が自社の利益になるように努力をすることは当然であるが，その成果は「企業の利益」だけでなく，研究者と同様に「個人的な利益」にもつながる。特に株式会社にとっては，その「実態」よりも「評判」が株価に大きく影響することもあるため，研究成果を少しでもよく見せようとすることは避けられない。さらに，最近の医学研究は，国際的な競争が著しく激しくなっており，研究の評価においては，研究の独自性や価値，スピードのみならず，研究結果が高い競争力を持つことをどのように「見せる」かが問題となっている。そのため，期待通りではなかった研究結果の隠覆，または，一部の好ましい部分だけの公表がなされてしまうこともある。このように，利益を追求するために研究成果を「より早く」手に入れるだけでなく，得られた研究成果を「よりよく見せる」ために，何等かのバイアスが入ることが懸念される。

▌医薬品開発における利益相反

新薬開発は基礎研究から始まる。最近では企業独自の研究室から開発されたもの以外に，大学などの学術研究機関において研究者が発見・発明したものについて特許申請がなされたあと，企業がその使用権利や特許そのものを買い取ってその後の開発を継続する場合や，研究者が資金を集めてベンチャー企業を立ち上げ，ある程度の成果が出た後に大手企業に買い取ってもらうことも少なくない。有効な新薬が開発されれば社会的利益になり，倫理指針にある「①社会的及び学術的意義を有する研究を実施すること」にも合致するが，それ以前の問題として，どのような分野でどのような基礎研究の結果を採択してその開発を進めるかの取捨選択においても，研究者や企業の利益などによるバイアスが含まれることを否定することはできない。

臨床応用を目指す医薬品の基礎実験については，非臨床試験の安全性に関する信頼性を確保するための基準である good laboratory practice（GLP）が制定されている。研究者や企業の間で全ての基礎研究が GLP レベルでなさ

表1 新規抗がん剤の開発段階

試験の相	目的
I相[注1]	副作用を見ながら投与量・スケジュールを決定
II相	特定のがん種に対して，腫瘍縮小効果などの短期的な指標で効果を評価
III相	生存期間などについて従来の標準治療と比較して優劣を検証

注1：抗がん剤の第I相試験ではないが，過去には，「タスキギー梅毒実験」と呼ばれる貧しい黒人小作農たちを対象として，十分に説明もされず，同意も得ないまま，有効な治療法があるにもかかわらず無治療での観察研究がなされたこともあった。

れているわけではなく，その前段階での探索的な研究も多い。しかも，特定の細胞株など限定された条件での結果が前面に出されることも少なくない。倫理指針では「②研究分野の特性に応じた科学的合理性を確保すること」とあるが，どの程度までの基礎研究の結果を「人に応用してもいい結果が期待できる」と判断するかについての明確な規準はなく，当該薬品の開発者などの専門家やその他のステークホルダー（利害関係者）の意見に左右されることはやむを得ない。ここにも何らかのバイアスが含まれるリスクがある。

このように取捨選択に残った薬剤が，ようやく人を対象とした臨床研究（試験）に進むことになるが，最初はfirst in humanと呼ばれる第I相試験であり，一般薬では副作用が少ないため，健常者を対象に薬物動態をみることを主目的として行われることが多いが，抗がん剤では，第I相試験からがん患者が対象になる（表1）。

抗がん剤の第I相試験は，原則的に効果が確認された標準的な治療が終わった患者が対象とされ，患者は自分の病気に対して少しでも期待の持てる治療法を望むことが多いが，その臨床試験の参加についての説明を受ける際に，期待される効果と予測される副作用についてどのような説明がなされるかが問題であり，これは広い意味において上記倫理指針の「⑥社会的に弱い立場にある者への特別な配慮をすること」に通じる側面がある。

抗がん剤の第I相試験では，少人数ずつ用量を漸増しながら，研究計画書にあらかじめ規定された「これ以上増量することはできない」と考えられる用量制限毒性（dose limiting toxicity：DLT）の出現頻度をみて，その後の臨床試験で使用される推奨用量が決定される。DLTには共通概念的なものはあるが，薬剤毎に異なり明確な規準はなく，研究毎に研究者が決める。また，新薬の場合は十分な情報はないため，起こった副作用と薬剤との因果関係については，研究者の判断によるところも大きい。副作用の程度は国際的にCommon Terminology Criteria for Adverse Events（CTCAE）の規準で評価されるが，ここでも評価者による主観的な判断が入る余地がある。第Ⅱ相試験では，第Ⅰ相試験で決定された用量で，対象とする疾患の患者において効果や副作用が評価される。その際にも，第Ⅰ相試験などのそれまでに得られた情報を含めて，どのような根拠でどの程度の効果が期待され，どのような副作用が予想されるか，また，既存の治療と比べて，試験に参加することのメリット・デメリットについての情報が十分に提供されなければならない。最終段階として，第Ⅲ相試験において既存の標準治療（ない場合いは無治療）との比較がなされ，何等かのメリットが示された後にその薬が承認される。第Ⅲ相試験は無作為化割付で行われることが多く，コントロール群に割り付けられた場合には，被検者の新薬に対する期待には応えられない。

研究者と被験者間の利益相反

いずれにおいても，臨床試験は研究者が作成した研究計画書に沿って介入が行われるが，そこには副作用などのデメリットがあり，効果も患者の希望や期待通りにならないことが少なくなく，さらには来院や検査が多くなるバイオマーカー研究などの資料の提供が求められるなど，通常の診療より負担も大きい。上記の倫理指針には「③研究により得られる利益及び研究対象者への負担その他の不利益を比較考量すること」とあるが，研究者や企業からみると，「少しでも良い結果の出る可能性が高いように」，「できるだけ多くの情報が得られるように」，「できるだけ早く臨床試験を完遂できるように」との思いが入ることは当然である。このように，研究者と被験者との間に広い意味での「利益相反」が生じる。これに対して，上記の倫理指針には「④独立した公正な立場にある倫理審査委員会の審査を受けること」とあり，研究計画書だけでなく患者への説明文書も審査され承認を得ることが必須とされる。それに加えて，最近では利益相反管理委員会などが各施設におかれ，研究者にバイアスを加えることが懸念されるような重大な「利益相反」があるかどうか，またそれが適切に管理されているかも審査されるようになった。最終的に「⑤研究対象者への事前の十分な説明を行うとともに，自由な意思に基づく同意を得ること」とあるように，臨床研究（試験）への参加は被験者の自由意志によって決められる。しかし実際には，臨床試験における患者への介入を行い，その結果を評価する担当医も研究者側の側面を持ち，バイアスが入ることを完全には否定できない。また，上記の倫理指針には「⑧研究の質及び透明性を確保すること」とあり，モニタリングや監査が行われているが，過去に研究結果が捏造・改ざんされ，社会的にも大きな問題となった最悪の事例もあった。

求められる臨床研究における公正性

臨床試験に関わる利益相反の規制として，研究者は，以下を回避すべきとされている。

(1) 臨床試験研究対象者の仲介や紹介に係る契約外報奨金の取得
(2) ある特定期間内での症例集積に対する契約外報奨金の取得
(3) 特定の研究結果に対する契約外成果報酬の取得

また，研究代表者や研究責任者は，当該研究に関わる資金提供者との金銭的な関係を適正に開示する義務を負っており，以下の者は原則として研究代表者や研究責任者になることができない。

(1) 当該研究の資金提供者・企業の株式の保有および当該企業の役員等
(2) 研究課題の医薬品，治療法，検査法等に関する特許権および特許料を取得している者
(3) 当該研究の資金提供者・企業からの学会参加に対する正当なる理由以外の旅費・宿泊費等の受領者
(4) 当該研究にかかる時間や労力に対する正当な報酬以外の金銭や贈与の取得者

さらには，次頁の内容を回避すべきであるとされている。

(5) 研究機関へ派遣された企業所属の派遣研究者，非常勤講師および社会人大学院生が当該研究に参加する場合，実施計画書や結果の発表において当該企業名を隠ぺいするなどの不適切な行為
(6) 当該研究データの集計，保管，統計解析，解釈，結論に関して，資金提供者・企業が影響力の行使を可能とする状況
(7) 研究結果の学会発表や論文発表の決定に関して，資金提供者・利害関係のある企業が影響力の行使を可能とする契約の締結

2018 年 4 月より臨床研究法が施行されているが，そこでは (1) 薬機法における未承認・適応外の医薬品等の臨床研究，(2) 製薬企業等から資金提供を受けて実施される当該製薬企業等の医薬品等の臨床研究は「特定臨床研究」と位置付けられ，製薬企業等の講ずべき措置として，当該製薬企業等の医薬品等の臨床研究に対して資金を提供する際の契約の締結が義務付けられている。また，臨床研究の実施の手続，認定臨床研究審査委員会による審査意見業務の適切な実施のための措置，臨床研究に関する資金等の提供に関する情報の公表の制度等を定めることにより，臨床研究の対象者をはじめとする国民の臨床研究に対する信頼の確保を図ることを通じてその実施を推進し，それを以って保健衛生の向上に寄与することを目的としているが，企業との契約について問題点が指摘されている。実際には，契約の合意に至るまでの過程で研究者と企業との間で意見交換がなされるが，企業には自社の利益につながる研究に対して資金提供をしたいとの思いがある。また，研究者主導の研究（試験）であるため，企業は研究成果に対して責任を負わないにもかかわらず，発表に際しては事前に内容のチェックを求めることも少なからずあり，知財などの関連もあるため発表内容に制限を設けることもある。従って，企業からの資金を受けて臨床研究（試験）について契約する際には，研究の独立性，公明性を損なうことを避けなければならない。

診療ガイドラインの策定

最終的に，臨床研究（試験）での良好な結果が示されると，新しい治療法

や診断法などが現場に導入される。医療現場では，臨床試験の結果がエビデンスとなるが，他の方法との比較や位置づけが問題となる。比較試験で直接比較された場合には，その優劣やメリット・デメリットは評価しやすいが，すべての薬剤や治療法間での比較がなされているわけではない。さまざまな分野で多くのガイドラインが策定されているが，その作成の手順も標準化されてきており，「Minds 診療ガイドライン策定マニュアル」では，「ガイドライン作成の過程では思い込みや偏りを避けることが重要であり，分担作業をすること」としている。手順として以下を経て，ガイドラインが公表される。

①ガイドラインの scope の作成
② clinical question の作成
③それに関するエビデンスを集め，それぞれのエビデンスを評価するシステマティックレビューの実施
④それらが統合され，推奨度が決定，ガイドラインの草案の作成
⑤外部による評価

最近は，市民参画が重要視されるようにもなってきている。評価ポイントとしては，有用性だけでなく害やコストも評価され，「行うことを強く推奨する」，「行うことを弱く推奨する」，「行わないことを弱く推奨する」，「行わないことを強く推奨する」の 4 段階に評価され，その解説文も付けられる。推奨度やその解説文は，日常診療の治療方針などの決定の際に重要視され大きな影響力を持つため，公正でなくてはならず，直接的な利害関係のない第三者が作成することが理想である。しかし，実際にそれらを作る際には，エビデンスとなった臨床試験に詳しい専門家の情報や意見は重要であるが，それらの専門家は企業などとの共同研究に参加していたり，関連する講演などに呼ばれたりする事も多く，専門家の「利益相反」がバイアスを生じる場合に問題となる。このようなバイアスを少なくするために日本医学会は「診療ガイドライン策定参加資格基準ガイダンス」を策定した。ここでは，個人の金銭的な利益相反だけでなく，所属する施設の組織的な利益相反も規制されている（**表2**）。また，「自分の関与した研究成果を重要視したい」と思う知的な利益相反も排除されるべきであり，自分の関与した研究成果が関連する clinical question の推奨文の議論には参加するが，投票からはずれるなどの

表2　ガイドライン策定にかかわる者の利益相反の項目別基準額

COI	申告項目	開示基準額	金額区分①	金額区分②	金額区分③
就任資格条件					
委員就任*			可能	可能	
CPG 策定委員長(副委員長)			可能		
個人 COI	4. 講演料	50 万円 / 企業 / 年	50 万円≦ < 100 万円	100 万円≦ < 200 万円	200 万円≦
	5. パンフレットなど執筆料	50 万円 / 企業 / 年	50 万円≦ < 100 万円	100 万円≦ < 200 万円	200 万円≦
	6. 受け入れ研究費	100 万円 / 企業 / 年	50 万円≦ < 1000 万円	1000 万円≦ < 2000 万円	2000 万円≦
	7. 奨学寄附金	100 万円 / 企業 / 年	100 万円≦ < 500 万円	500 万円≦ < 1000 万円	1000 万円≦
	9. その他の報酬(接遇)	5 万円 / 企業 / 年	5 万円≦ < 20 万円	< 20 万円 < 50 万円	50 万円≦
組織 COI*2	6. 受入れ研究費	1000 万円 / 企業 / 年	1000 万円≦ < 2000 万円	2000 万円≦ < 4000 万円	4000 万円≦
	7. 寄附金	200 万円 / 企業 / 年	200 万円≦ < 1000 万円	1000 万円≦ < 2000 万円	2000 万円≦

「診療ガイドライン策定参加資格基準ガイダンス 2023」より引用

注2：「組織 COI*2」は，研究者が所属する研究機関組織そのものの利益相反（特許，ロイヤリティ保有など）か，あるいは特定の企業などと利益相反（上級職として企業から受け入れた人材，研究費，寄附金の受け入れ，特許所有など）状況にある所属機関・部門（大学，病院，学部またはセンターなど）の長と現在あるいは過去 3 年間に共同研究者，分担研究者の関係にある場合の利益相反を意味する。本文中に記載した「組織 COI」とは異なる。

措置が取られることも多い。しかし，全てのガイドラインにおいて，上記のような手順がとられているわけではなく，学会などによる温度差があるのが現実である。

（朴 成和）

医師・研究者は利益相反状況を何故開示するのか？

- 医学研究では、研究者と企業の利益相反が生じることがあるが、その管理が不十分だと、研究の信頼性に影響を及ぼす可能性がある。特に、捏造や改ざんが発生すると、医学全体の信頼を失いかねない。
- 利益相反を適切に管理するためには、研究の透明性と公正性を確保し、信頼できる成果を社会に提供することが求められている。

研究の信頼性の確保と利益相反

前章で記載したように，医学の発展のためには産学連携は必要であり，その分野での活動や貢献度の高い研究者ほど多くの「利益相反」を持つことになる（表1）。また，「利益相反」だけでなく，知的な「利益相反」も発生する。

本邦で「利益相反」の問題として注目をあびたのが，2012年に5大学で実施されたバルサルタン（ディオバン）大規模比較臨床研究にかかわる特定の企業介入による不正疑惑であり，研究不正の原因として「利益相反」の関与が指摘された。しかし，「利益相反」によるバイアスと研究結果を改ざん・ねつ造するなどの「研究不正」とは次元が異なることを認識しなければならない。「研究不正」は客観的な証拠などによって判断でき，誰から見ても明らかな「悪」である。その規制を厳密にするために「研究活動における不正行為への対応等に関するガイドライン」が見直された。そこでは，従来，研究活動における不正行為への対応が研究者個人の責任に委ねられている側面が強かったことを踏まえ，大学等の研究機関が責任を持って不正行為の防止に関わるなど，対応が強化されている。その中には，告発のシステムがあ

表１　医学研究におけるCOIの特性

1. 最先端の医学系研究分野では，研究自体が疾病の予防法，診断法，治療法の開発を目的とすることが多く，当該研究を安全に実施できる最適な人物はその研究者自身である場合が多い。
2. 創薬，医療機器や再生医療等の製品開発などの場合，既存の企業への技術移転という手法のみでは，研究成果の社会還元が困難であったり長期間かかったりすることから，研究者自身がベンチャー企業に関与し重要な役割を果たすケースも多い。
3. 新薬や医療機器などの臨床開発には基礎研究，医学系研究が必ず必要であり，研究者自身が一切関わらないということは現実的に困難である。
4. 診療ガイドライン策定に参加できる知識や経験を有する医師や研究者は産学連携に貢献し，第三者組織・団体との緊密な関わり合い／諸活動および重大なCOI状態にある場合が多い。

（「日本医学会COI管理ガイドライン2022」から抜粋）

り，不正行為が疑われた場合には調査され，調査自体も報告をしなければならない。また，明らかになった不正行為は公表され，特定不正行為にかかわる競争的資金等の返還や競争的資金等への申請及び参加資格の制限などの措置も設けられている。当然だが，「利益相反」の有無にかかわらず，「研究不正」はあってはならない。

繰り返しになるが，「利益相反」を持つこと自体が「悪」ではなく，そこから生じるバイアスが問題である。多くの場合，医師や研究者が個人の利益を優先するために「意識して」何らかのバイアスのある行為や発言をすることは稀で，たとえ個人レベルで多少のバイアスがあったとしても，多くの場合には共同研究者の合意や他のメンバーや評価者の意見によって修正されるなど，バイアスをできるだけ少なくする努力がなされている。しかし，上記のような不正事案が１つでもあると，「利益相反」のために「不正をしているのではないか？」，「不正までもいかなくても修飾されている（バイアスがある）のではないか？」と疑念を持たれてしまい，公正な研究の結果やガイドラインの意見なども，その研究者や作成者に「利益相反」があるために「バイアスがあるため信頼できない」と誤解されることも起こりうる。また，誤解されないまでも，バイアスの有無，偏る方向やその大きさの見え方は，見る側の意見や立場によっても異なる。例えば，ガイドラインが策定される際にはパブリックコメントが集められるが，１つの推奨文や解説に対して，「そこまで強くいうのはおかしい」という意見と，それとは逆に「これでは表現が弱すぎる」という意見が同時に寄せられることもあった。いずれも「利益相反のためにバイアスがあるのでは」と疑念を抱いた可能性がある。このような状況に対して，医師・研究者だけでなく，社会にとって，研究が適正に行われ，その結果が公正に公表され，研究の信頼性を確保することが喫緊の課題である。

しかし現実には，「利益相反」を全くゼロにすることは不可能である。個人的な経験や自身の関与する研究の成果などによって自分の意見や考えが形成され，研究成果の発表や論文投稿などの際に「少しでもよく見せたい」との気持ちを持つことは避けられない。このような状況に対して，研究者だけでなく，研究機関や医学系学会が第三者の視点で，バイアスが掛けられていると「見られかねない状況」を修正し，研究者及び研究機関に対する根拠のない誤解を避けるための仕組みを構築し，透明性を担保しつつ産学連携を推進していくことが重要である。

▌利益相反状況の開示

「利益相反」の管理は自主規制が基本であるが，「利益相反」の開示は利益相反管理の第一段階である。ヘルシンキ宣言（改訂版 2013 年）や 2003 年に施行された厚生労働省「臨床研究に関する倫理指針」では，人間対象の臨床研究に係る研究費や研究者個人の当該研究に係る利益相反の情報開示を求められている。さらに，研究者の利益相反の管理や適切な公開は施設長の責任とされている。

実際に「利益相反」の開示が求められる場所として，研究段階には研究計画書に研究資金や企業との関係を記載することが求められ，研究参加のための説明・同意文書にもそれらが記載される。研究成果を学会や学術雑誌で発表する際にも開示しなくてはならない。国際一流雑誌の編集者からなる医学雑誌編集者国際委員会（International Committee of Medical Journal Editors: ICMJE）は，ICMJE Recommendations for the Conduct, Reporting, Editing and Publication of Scholarly Work in Medical Journals を 2013 年に公表し，共通の利益相反管理を含めて医学論文の編集と出版の具体的な手法を推奨することにより，著者の役割と責任の所在を明確にすることを求めている。また，各学会では，学術集会での発表時，発刊するガイドラインや教科書にも作成メンバーの利益相反が開示されている。一方，日本製薬工業協会は，「企業活動と医療機関等の関係の透明性ガイドライン」を公表し（2011年１月），製薬企業は医師，医療機関，医学系学会などへの支払いをすべて開示することを義務付けており，2013年度から前年度の奨学寄附金総額，執筆・講演料の総額（研究者ごとの支払総額，件数は2014年から）の内容はウェブサイト上で詳細に公開されている。さらには，公的な機関ではないが，医師や研究者毎に講演料などの利益相反をまとめて掲載したウェブサイトもある。

利益相反状況を開示することには３つの意味がある。１つ目は，一般社会を含めて患者や現場の医師などの情報の受け手が，「この研究者・発表者にはこれだけの利益相反があるので，その分を割り引いて聞かなければならない」と判断できるようにすることである。２つ目は，研究者や発表者自身が，「自分の研究や発表は，これだけの利益相反を持っていても公正におこなっていると主張できるように」必要な場合には第三者による監督・評価を受けるなど，研究や発表内容やプロセスをチェックし，「自分の利益相反が公開されても問題とならないように」自身の利益相反を管理するように促すことである。３つ目は，開示することで実際に自身の「利益相反」が適切に管理されていることを社会に示し，研究者自身や組織を守ることである。逆に，「自分は利益相反の影響を受けていないから，開示する必要はない」と見なし，利益相反を開示しないと，「何かバイアスがあるために隠しているのではないか」と疑念を持たれてしまい，公正に行われたにもかかわらず研究やその発表に対して批判などを受けてしまう危険性がある。「どれだけの利益相反があれば問題となるか」についての社会的に共有された規準は無いが，日本医学会から出されている「日本医学会 COI 管理ガイドライン」や「診療ガイドライン策定参加資格基準ガイダンス」では明確な金額規準が記載されており，自己管理の目安になるだけでなく，他者から批判された際には「自分はしっかり利益相反を管理している」と主張することのできる根拠にもなる。

（朴 成和）

我が国の利益相反事案とそこから学ぶこと

- 日本は米国より約20年程度遅れて利益相反の導入が図られた。まず，日本の研究開発投資や科学技術に関する問題を解決するために科学技術政策の策定が図られ，その後，利益相反に関する文部科学省及び厚生労働省における取組が進められた。産学官連携においては，その推進と適切なマネジメントの双方が不可避で，双方がバランスよく機能することがガバナンスの観点からも望まれる。多額の国費，すなわち税金を必要とする科学技術政策であるからこそ，利益相反といったガバナンスも重要となるのである。

背景

1. 日本への利益相反の導入

1990年代の中頃，奈良先端科学技術大学院大学による「産学連携と倫理に関する研究―大学における利益相反の日本型マネージメントの在り方について―」という素晴らしい利益相反に関する研究がなされ，また，AUTM Technology Transfer Practice Manual（COI部分を含む）を翻訳するという通商産業省（当時）のプロジェクトが進められ，さらに並行して文部省（当時）及び通商産業省（当時）によるTLO法の検討に関する委員会が進められた。この頃が日本におけるニュー産学官連携（産学官連携は従前から行われてきたが，それを変革するものとして）の黎明期であり，その基盤づくりがなされた時期ということができよう。このような中で，米国から約20年近く遅れて，日本にも利益相反（Conflict of Interest）が紹介，導入されることとなった。

TLO 法 を始めとする様々な産学官連携促進法は，大学等に潜在する有用な技術シーズを社会に移転し，産業を活性化するために大学等と産業界とのコミュニケーションを促進してきた。このような一連の法整備及び関係者の努力により，大学等の研究機関と産業界とのコミュニケーションはその後順調に進展してきているといえよう。そして，これに伴い，研究者が研究活動から経済的利益を得る機会が増加しており，このような状況の必然的な結果として，大学等は，民間企業との交流との結果として生じる利益相反への対応を慎重に検討せざるを得なくなっているのである。このような利益相反への対応を誤ると，大学等の integrity（高潔さ，誠実さ）に対する社会の信頼を喪失しかねないばかりか，健全なエコシステムの発展を阻害し，国の科学技術，産業及び文化の発展をも阻害しかねない。

2. TLO の機能と利益相反

技術移転組織には Office of Technology Transfer，Technology Licensing Office など様々な呼称があるが，日本では「TLO」という呼称が定着している。大学等に設置されている知的財産本部や産学連携本部も，その帰属，形態及び機能こそ異なるものの理論的には TLO の一種であり，同様のものとして捉えることができよう。よって，ここではこれらをまとめて TLO として取り扱うこととする。

この TLO の意義と機能は，産学官連携の属性から自動的に導き出されるといって良い。本来，技術移転そのものは中立的かつ自動的な概念・システムとして捉えることも可能である。しかしながら，産学官連携の中において，アカデミアと民間という異なる特性を有するセクターの存在という特殊なファクターの付与，変容を課せられるところから，そのような特殊性を克服し，本来の技術移転を回復するために，TLO は必要とされるし，それが TLO の本来的な存在意義ということができよう。

産学官における技術移転とは大学等から産業界へ技術を移転することであるが，大学等が複雑な構成と役割を有する組織であること，国または地方自治体など公の機関またはこれに類する機関の場合があること，及び移転する技術も単なる一財産権の移転（例えば，特許権を移転するなど）に止まらない複雑な様相を呈することから，TLO における産学官移転のために必要となる機能も多様なものが要求される。

また，産学官連携が技術を生み出す大学等の特質やその置かれている状況によって，さまざまな形態をとりうることからも明らかなとおり，産学官連携のために必要となる機能も，大学等の置かれている環境によって異なることとなる。したがって，厳密には，産学官移転のおかれている個別の状況に応じて，その必要とする機能を検討すべきものであるが，ここでは抽象的・一般的に必要とされる機能を抽出することとする。

一般的に，TLO において産学官移転のために必要な機能は，大きく分けると以下の 3 つである。

① 情報流通のためのインターフェース（情報流通機能）

② 技術移転のためのインターフェース（技術移転機能）

③ 共同研究のためのインターフェース（共同研究機能）

このような 3 つの機能を十全に果たすことによって，アカデミアから産業界への技術の移転がスムースに行われ，さらにその技術がアカデミアにフィードバックされることにより，技術の正のスパイラルが形成され，知のサークルが形作られるのである。

3. 科学技術基本計画等

このような TLO の動きと並行して，日本では 1995 年 11 月に科学技術基本法が衆議院・参議院共全会一致で成立した。また，科学技術基本法の制定を受けて，1996 年 7 月，日本全体の科学技術振興に関する施策の総合的かつ計画的な推進を図るための根幹として，科学技術基本計画（第 1 期 1996 年から 2000 年）が発表となった。当該計画は日本における研究開発投資額が 2 期連続で減少していること，政府研究開発投資が対 GDP 比で欧米主要諸国を下回っていること，先端科学技術の急速な発展の中で日本が十分な力を発揮していないこと等の危機感が出発点にあるが，そこに掲げられた以下の最優先課題は，技術移転の観点からも非常に重要なものばかりである。

(1) 科学技術を巡る環境を柔軟かつ競争的で開かれたものに抜本的に改善

(2) 産学官全体の研究開発能力の引上げと最大限発揮

(3) 研究成果を円滑に国民や社会，経済に還元すなわち，(1) は，技術移転のシーズ確保という意味で重要であり，(2) も応用開発フェーズに近い分野の研究が発展することとなり，全体として技術移転の活性化に繋がる可能性が高いと思われる。また，(3) はまさしく技術移転の必要性を説いたものであろう。

その後，産業技術力強化法 (2000 年 4 月 19 日) の制定を経て，第 2 期科学技術基本計画が 2001 年 3 月 30 日に閣議決定された。この第 2 期科学技術基本計画においては，政府研究開発投資の水準を欧米主要国の水準と同程度に維持し，第 1 期基本計画における総額 17 兆円を超える総額約 24 兆円とすることが決定された。そして，このような状況の下で増加する競争的研究資金の効果的な活用を図るために，競争的研究資金制度の運用面や制度のあり方について踏み込んだ改革を行うことは不可欠であるといえ，2002 年 (平成 14 年) 6 月 19 日，総合科学技術会議において「競争的研究資金制度改革について中間まとめ (意見)」が取り纏められ，諸外国の制度などを参考に日本におけるあるべき姿が提示された。ここでは米国と日本の比較も示されており，その中で利益相反は直接には言及されていないが，米国に類する評価システムや運用形態を導入するという方向性が示されており，これが日本における利益相反システムの導入及び発展の背景ともなったと思われる。

4. 日本における利益相反ガイドラインの策定

日本における科学技術政策の進展と並行して，2002 年 (平成 14 年) 11 月には，文部科学省科学技術・学術審議会技術・研究基盤部会産学官連携推進委員会利益相反ワーキング・グループでの検討を経て，利益相反の考え方，大学の取り組み及び利益相反のマネジメントシステムについての報告書が作成された。これはかねてから望まれていたもので，大学における技術移転実務者の努力だけではなかなか進まなかった利益相反マネジメントが，大学の協力を得て一気に進む契機となったものである。とはいうものの，報告書発表後しばらくの間は，情報の開示 (自己申告) になじまない大学関係者からの抵抗が非常に大きく，実務者には苦労も絶えなかった。そこで，最初は，自己申告のための基準を引き下げるなどの工夫をしながら利益相反のシステムの浸透に努め，また，各地での講演会なども頻繁に開催しその理解を広める努力が続けられた。

また，厚生労働省においても2006年（平成20年）3月31日科発第0331001号厚生科学課長決定「厚生労働科学研究における利益相反（Conflict of Interest：COI）の管理に関する指針」が発出され，利益相反に関する意識が高められることとなった。この厚生労働省の利益相反に対する対応は，最初は若干限定された部分もあったが，利益相反が最も大きな役割を演じるライフサイエンス分野において利益相反への取り組みが進んだことはとても大きなインパクトがあった。

このように，日本では，科学技術政策の進展と軌を一にして，利益相反マネジメントの導入と浸透が図られた。これはガバナンスという観点からも推進とマネジメントが並行して発展するということで，望ましい姿であったと思われる。現在では利益相反は基礎的な科学技術の分野，応用化学，ライフサイエンス，その他の文芸やさまざまな学術分野でも定着しつつある。今後は，更に各分野毎に利益相反マネジメントの洗練化を図り，かつ，納税者及び国民の信頼を維持すべく制度の充実に努める必要があろう。

（平井 昭光）

利益相反状況に対する指摘の概要

- 本稿では，社会情勢を踏まえた産学連携の必要性やイノベーション創出環境における大学への期待の高まりを言及した上で，代表的な産学連携スキームについて生じうる利益相反状況に対する指摘の概要を紹介していく。

産学連携活動に伴って生じる利益相反状況

近年，社会構造が急速に変化し，将来を見通すことも困難な状況となっている中，パンデミックの発生や国の安全を揺るがす「脅威」の発生によって，スピード感をもって解決すべき課題等は山積している。

我が国では，2020年に科学技術・イノベーション基本法[1)]が成立し，イノベーション関連施策が次々と打ち出されている他，2022年には，新規事業の創出やスタートアップの創業や成長促進に向けて「スタートアップ育成5か年計画」が定められた。社会的課題や地球規模の課題をイノベーション創出を以て克服することが期待され，延いては国の競争力強化につながることが期待されている。とりわけ大学等アカデミアには，研究人材や研究施設・設備にとどまらず，産学連携のハブ機能，科学技術・イノベーションを牽引する主役としての役割が期待され[2)]，これまで以上に産学共創による取組が期待され，大学の民間企業からの研究資金受入額（共同研究・受託研究・治験等・知的財産）は，約1,224億円と，前年度と比べて約38億円増加（3.2％増）している[3)] 図1。

この点，医療分野においても，バイオ医薬品をはじめとした創薬開発か

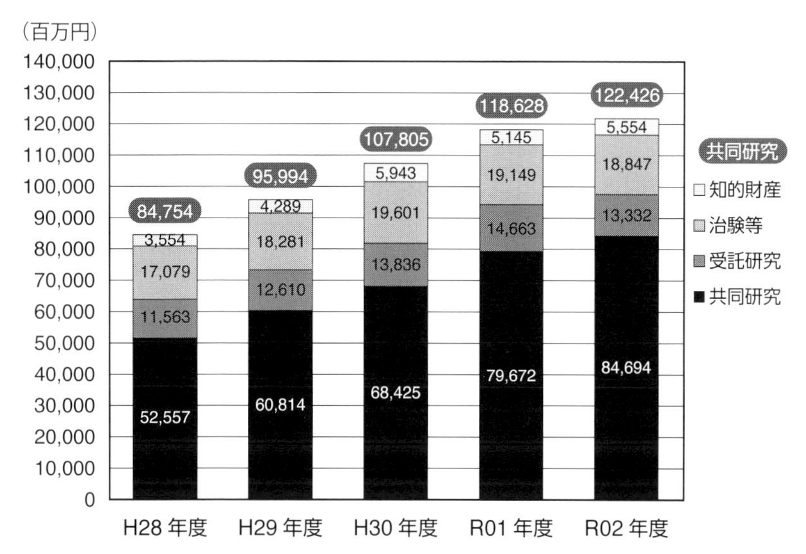

図 1　大学の民間企業からの研究資金受け入額の推移

令和 2 年度の受け入額の総額は，1,224 億円と，前年度と比べて約 38 億円増加している。

（文献 3 より引用）

ら，AI/IoT 技術を用いた医療機器，医療サービスはじめ，新たなモダリティや技術を用いたイノベーション活動が推進される中，医療系アカデミアの基礎研究力から臨床研究力を最大限活用した産学連携の推進が図られている。

大学等アカデミアと企業との関係は，研究活動における関わり（いわゆる産学連携）と，研究者個人の企業との関わりが存在するといえる**図 2**。

近年の産学連携の傾向としては，従前の個々の研究者が取組む共同研究・受託研究に加えて，大学と民間企業がビジョンを共有し，研究費・研究期間ともに大規模化を促進する「本格的な共同研究」や，大学と企業が成果を着実に社会実装に結びつけるために「組織」対「組織」の連携（包括連携）が推進されている。また，産学連携研究を着実に遂行する目的で，研究者のエフォートを確保するために，研究者が大学と企業それぞれと雇用契約関係を結び，研究者が複数機関の下で業務を行うことを可能とする仕組みである

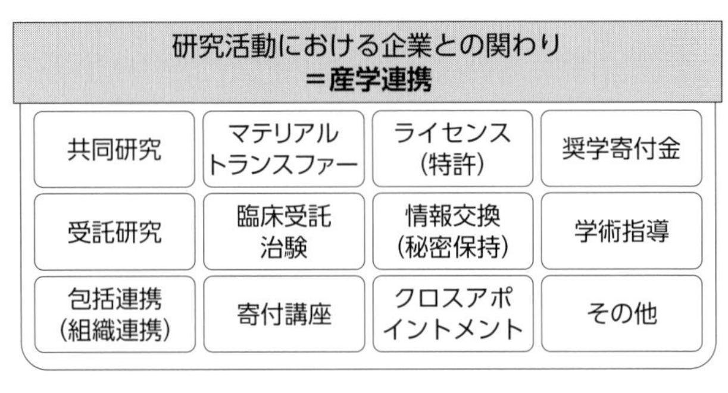

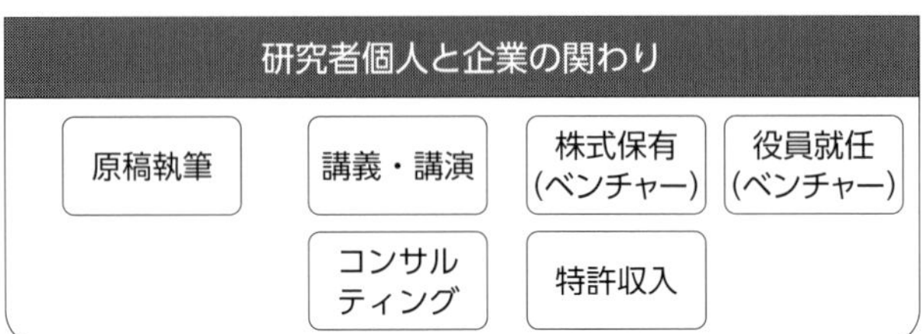

図2　アカデミアと企業との関係
研究活動における関わりと，研究者個人の企業との関わりが存在する。

「クロスアポイントメント制度」を導入する大学は199機関（前年度比6.4％増）と増加傾向にある[4]。

医療系においては，創薬や医療機器の開発など，事業化までの道のりが長く，莫大なコストがかかり，成功確率が低いといったことに加え，人を対象にした臨床研究や治験といったプロセスを大学附属病院が担うことから，他の領域より産学連携の頻度は高く，規模の大きな活動が展開されている。また，医学系研究者個人の企業との関わりに関しても，医学研究者が医療従事者という立場を兼ねる場合には，企業から臨床的な知見や経験に基づき講演や原稿執筆やコンサルティングの依頼がなされることもある。

しかし，産学連携は，科学的・学術的真理の探求を目指す大学等学術研究機関と，営利を追求する企業といった，性質・役割・理念が相容れない組織が当事者となることから，両者の利害の衝突への懸念，つまり利益相反による弊害発生が指摘されることも多くなると言える。そして，医学研究においては，産学連携が活発であると同時に，利益相反による弊害発生による影響は人々の生命・身体・健康に及ぶことから，他の研究領域よりも慎重な対応が要請されているといえる。

▍利益相反状態の例示

以下では，産学連携スキーム毎に生じうる利益相反状態を例示していく[5)]。

❶ 共同研究（受託研究）

共同研究（受託研究）は，産学官連携活動の最も典型的な形態であるが，共同研究（受託研究）を実施する研究者が，共同研究（受託研究）先企業から個人的利益（個人的収入）を得ている場合，「当該研究のデータや結果にバイアスが生じているのではないか」といった疑念を生じる可能性あり。

❷ 奨学寄附金

奨学寄附金は，所属機関の管理の下で，挑戦的な研究の実施や学生の教育等に利用されているが，使途の定めのない資金であることから，寄附が巨額である場合には，「研究者は寄附企業から影響を受ける立場にあるのではないか？」といった疑念が生じる可能性あり。また，奨学寄附金を提供する企業との間に，共同研究等他の産学連携活動が存在する場合には，「奨学寄附金の存在によって，共同研究にバイアスが生じているのではないか？」といった疑念が生じる可能性あり。

注意：企業の医薬品や医療機器を対象とした臨床研究に対する製薬企業からの資金提供については，契約に基づくことが法律上定められている（臨床研究法）。

❸ 兼業（講演・原稿執筆・コンサルティング等）

兼業とは，報酬の有無にかかわらず，大学以外の職に個人として従事し，又は自ら営利事業を営む場合をいう。所属機関の定めによるが，大学への届出や大学による許可を求める大学が多い。

兼業については，従事回数や従事時間，報酬等が大きい場合には，「大学の本務をおろそかにし，大学本務の職務遂行に支障が生じているのではないか？」といった責務相反の指摘が生じる可能性あり。

また，兼業の内容がコンサルティング業務の場合について，大学の施設，機器，設備，物品，また資金を使用して実施される場合には，「大学のリソースを用いて行うため大学の職務として行うべきところ，個人的な利益獲得を優先しているのではないか」といった指摘が生じる可能性あり。

❹ 起業：大学発ベンチャー

研究者が自らの研究成果（知的財産）を社会実装する目的でベンチャーを起業する場合，ベンチャーの研究は大学との共同研究や受託研究として実施されることは多い。医学系研究でいうならば，医学系研究者が研究成果を用いて医薬品や医療機器の創出を目指す場合，シーズホルダーである医学研究者自らが臨床研究や治験等の試験を実施する立場になりうる。しかし，当該試験の結果はベンチャーの株価や利益に直結する。そのため「ベンチャーの利益を優先して，研究にバイアスが生じているのではないか？」といった指摘が生じる可能性あり。

❺ 大学発ベンチャーとの共同研究

研究者自らが役員に就任，株を保有，あるいは出資を行っているベンチャーと共同研究する場合，研究者が大学の立場とベンチャーの立場の両方で，当該共同研究に参加すると，「共同研究から生じた成果の大学とベンチャーの持分が不明確になるのではないか？」といった指摘が生じる可能性あり。

❻ 物品購入や業務委託

研究者と取引相手先企業等との間に一定の経済的関係がある場合（ライセンス先や大学発ベンチャー含む），物品購入の必要性，業者の選定理由が不明確な場合，「企業の利益を優先するために，物品購入したのではないか，業務委託したのではないか？」という疑念が生じる可能性あり。

❼ クロスアポイントメント

クロスアポイントメントは，研究者等が大学と企業のそれぞれと雇用契約関係を結び業務を行うことであるが，エフォート管理や情報管理が不十分であると「企業での利益を優先しているのではないか？」という疑念が生じる可能性あり。

❽「組織」対「組織」の連携

大学と企業の「組織」対「組織」の連携は，研究期間が長期にわたり，研究費の規模も大きくなり，産学の関係も緊密になる傾向がある。そのため大学として当該企業との経済的な繋がりが強く，当該企業との共同研究や業務委託や発注行為を行う際，「当該企業の利益を優先しているのではないか？」という疑念が生じる可能性あり。

以上，代表的な産学連携スキームを取り上げ，利益相反状況に対する指摘を例示したが，利益相反状態は産学連携活動を行う以上不可避的に発生するものであるため，上記事例含め利益相反状態が存在すること自体が問題なわけではない。だが，利益相反状況が存在する場合には，研究活動やその成果等に疑念が生じるおそれがあることから，COIマネジメント委員会へ申告をし，助言を得ることや，成果の公表時に利益相反開示を徹底すること等で，適切に利益相反状況へ対応することは重要といえる。

（飯田 香緒里）

■ 参考文献 ■

1）総務省：科学技術・イノベーション基本法．（https://elaws.egov.go.jp/document?lawid=407AC1000000130_20210401_502AC0000000063）
2）総合科学技術・イノベーション会議 世界と伍する研究大学専門調査会：世界と伍する研究大学の在り方について（中間取りまとめ）（https://www8.cao.go.jp/cstp/tyousakai/sekai/kenkyudai_arikata_p.pdf）
3）文部科学省 科学技術・学術政策局 産業連携・地域振興課：令和２年度 大学等に おける産学連携等実施状況について（令和４年２月１日公表）（https://www.mext.go.jp/a_menu/shinkou/sangaku/1413730_00013.htm）
4）経済産業省 産業技術環境局 技術振興・大学連携推進課 大学連携推進室：クロスアポイントメント制度について（https://www.meti.go.jp/policy/innovation_corp/cross_appointment.html）
5）東京医科歯科大学 利益相反マネジメント委員会：東京医科歯科大学利益相反マネジメントハンドブック（http://coi.tmd-tlo.jp/coi_2）

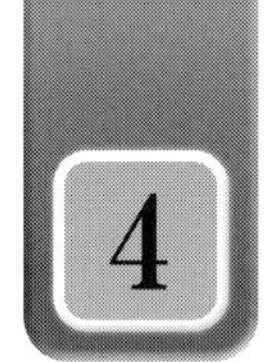

研究機関・組織団体が持つ利益相反状況の実際と対処（具体例）

大学・研究機関

- 本稿では国際的潮流の中で，日本の大学・研究機関における利益相反マネジメント体制がどのように整備されてきたかを紹介する。
- 日本の大学・研究機関の管理者の多くは米国での利益相反事例の“苦い経験”を当初は理解できなかったが，日本国内の多くの不祥事からガイドラインや法律が整備されてきた歴史的経緯を紹介する。
- 日本における産学連携の進化に伴い，現状の利益相反マネジメントも改善していく必要がある。著者らが考えるその課題と将来への展望を記述する。

大学・研究機関における利益相反の必然性

大学が設立された当初，公的な機関として研究が主な業務であったが，その後に教育が加わり，1980年まで研究と教育が主要な業務であった。その後，1980年に米国での産業競争力強化を目的に制定されたバイドール法が契機となり，米国政府主導で産学連携が大学の主務として追加された。バイドール法以前は国の公的研究費を受けた大学で生まれる知的財産は国有であったが，バイドール法により当該大学への帰属が可能になったことで，米国で産学連携が活発になり，多くのイノベーションにより産業競争力が強化されている。日本では1998年に大学等技術移転措置法，1999年に産業活力再生特別措置法，2000年に研究成果活用型企業における国立大学教員の役員兼業規制緩和，2004年に国立大学法人化により米国から20年遅れて，研究，教育，産学連携が大学の主務となった（図1）。現在では世界中の大学

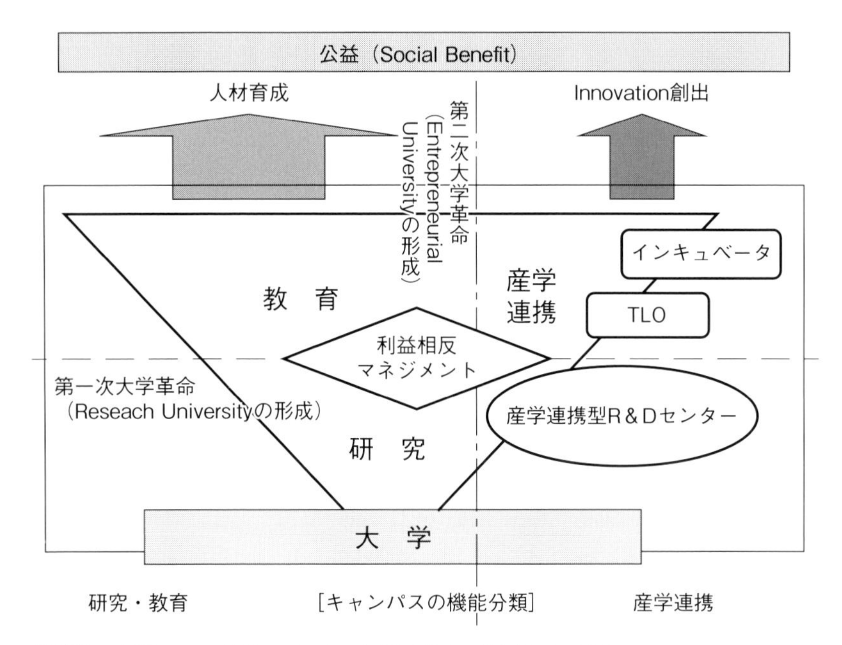

図1　大学・研究機関における産学連携と利益相反の発生

で産学連携が活発に行われており，日本でも国全体と地域の活性化に役立っている。しかし公開性が基本になる研究・教育に，得られた知識の知的財産化と企業的活用を行い，守秘性が基本になる産学連携という異質な業務が加われば必然的に利益相反が生じる。日本では産学連携の導入が約20年遅れたために，必然的に利益相反の制度の導入も遅れた。

大学の機能として研究に教育が付加されて公益としての人材育成が行われていた。1980年以降に産学連携がさらに付加されてイノベーション創出がされている（第二次大学革命）。そのために大学にインキュベーター，TLO（Technology Licensing Organization），R&D（Research and Development）センターが設置されている。

利益相反は信任関係の存在する大学と社会，弁護士と依頼人，信託会社と投資家，後見人と被後見人，インフルエンサーと消費者，医師と患者で見られる一般的概念である。狭義の利益相反は，ある業務を遂行する上で経済的，もしくはその他の利益が得られる観点から本来の業務の趣旨に反する意思決定や不公正な行為を誘発して，あり得るべき正しい結果に導かれない状態に至ることで，時間や場所といった物理的方法によって制御することが難しい状況で，本人が意識していない場合もある。大学・研究機関における利益相反の種類として以下のように分類される。

① 広義の利益相反：狭義の利益相反と責務相反の双方を含む概念
② 狭義の利益相反：教職員又は大学が産学連携活動に伴って得る利益（実施料収入，兼業報酬，未公開株式等）と，教育・研究という大学における公的責任が相反している状況
③ 責務相反：教職員が主に兼業活動により企業等の職務遂行責任を負っていて，大学における職務遂行と企業等に対する職務遂行が両立しえない状態
④ 個人としての利益相反：狭義の利益相反のうち，教職員個人が得る利益と教職員個人の大学における責任との相反
⑤ 大学（組織）としての利益相反：狭義の利益相反のうち，大学組織が得る利益と大学組織の社会的責任との相反

大学・研究機関における一般的な利益相反により歪められる可能性があるのは「研究の科学的客観性」と「教育や物品購入などの大学・研究機関の業務における客観性」の欠如である。これに対して人を対象とする生命科学・医学系研究では，医師と患者の信任関係が存在することにより「患者や被験者の利益」が侵される可能性がある。人を対象とする生命科学・医学系研究において，「大学における地位」と「私的な利益」に加えて，「被験者の生命と安全」と「研究データの客観性」を担保させて，透明性のある説明責任を果たすことが必要で，より高い倫理性が求められている。

人を対象とする生命科学・医学系研究は工学，農学，食品学，心理学などの医師以外の研究者が産学連携で行うことが多い。医学研究者以外の研究者に十分に利益相反管理の重要性が浸透していないために，「患者や被験者の利益」を最優先に考慮する利益相反の概念の普及は重要である。生命科学研究には動物実験や市販されている培養細胞の実験もあり，この場合には大学・研究機関における一般的な利益相反マネジメントが求められる。

日本の大学・アカデミアにおける利益相反事例

本邦において利益相反が社会問題となった最初の事例は，大阪大学関係者による臨床研究に関連したバイオベンチャーと公開株収入の事例（2004年），新しいタイプの抗がん剤であるイレッサ®による副作用事例に関連した奨学寄附金受領と適正使用ガイドライン策定委員の関係の事例（2005年）である。このようなことが契機となり，文部科学省「臨床研究の利益相反ポリシー策定に関するガイドライン」（2006年：曽根三郎委員長）が出された。臨床研究の利益相反に関する日本で初めてのガイドラインであったが，当時の日本の研究者や大学・研究機関管理者には利益相反管理の重要性が十分に理解されていなかったこと，また，各機関での自主的な取組みを促すに留まるものであったことから，米国と比較して実効性が乏しかった。

厚生労働省「厚生労働科学研究における利益相反（Conflict of Interest：COI）の管理に関する指針」（2008年）の契機になったのは，2007年に起きた抗インフルエンザ治療薬タミフル®による有害事象事例に関係した奨学寄附金受領と厚生科学研究費による調査研究班の事例である。奨学寄附とは企業等から資金を受ける日本独自のシステムで，会計年度を超えて使用できる利点がある。日本では臨床研究に多用されて多くの問題を起こしてきた。その最も重大な事例は高血圧治療薬ディオバン臨床研究（2013年）で，奨学寄附，製薬企業による役務提供，利益相反開示違反，人為的データ操作による研究不正などの複合事例で，最終的に検察による大学の捜索と関係者の逮捕に発展している。このように日本国内において多くの不祥事が起き，ソフト・ローであるガイドラインでは実効性がないとして，利益相反開示が法的に義務化される臨床研究法が成立し，2018年から施行され，特定臨床研究において厳密な利益相反管理が必須となっている。

米国の大学・研究機関における利益相反管理

日本の大学・研究機関における利益相反管理（開示とマネジメント）は基本的には先行する米国事例を参考に設計されている。米国において利益相反が社会問題になった事例は，1999年に起きたペンシルベニア大学における遺伝子治療による患者 Jesse Gelsinger の死亡事例である。教科書にも記載されている事例で，当時の医学部長，大学研究者，大学の関係するベンチャーが利益相反のある中で臨床研究を行い，被験者の生命と安全が侵されたとして米国で大きな社会問題になった。そのほかにフレッド・ハッチンソン癌センターにおいて利益相反があるなかで臨床試験が行われ，82 人中 80 人が死亡した事例などである。大きな社会問題となった事例は，個人の利益相反だけではなく組織の利益相反管理の問題でもある。フランスでも推定 500 人以上の死亡例があると報道されているメディアトール事件が起きている。製薬企業，規制当局，倫理審査委員会との癒着が存在したことが背景にあるとされ，組織の利益相反管理の問題でもある。

米国政府は利益相反問題に対処するために 2004 年に被験者保護局 (OHRP) からガイドラインを発表している。また医科大学の自主的な内部規制として，米国医科大学協会 (AAMC) から「被験者の保護，信頼の維持，進歩の促進：ヒト対象研究における組織の経済的利益を監督するための原則と勧告」が 2001 年 12 月と 2002 年 10 月に発表されている。その中で，影響

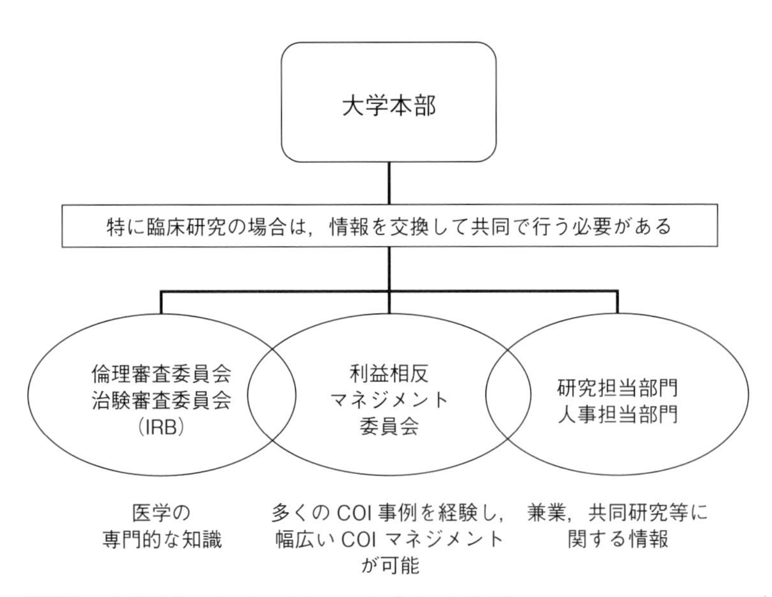

図 2　産学連携のための COI マネジメント組織

を受けると考えられる重要な経済的利益の事前申告と経済状況の変化に関する更新申請，そして施設内治験審査委員会（IRB）による研究の最終承認前に，利益相反委員会による研究のプロジェクトの重要な経済的利益の「審査」を義務付けている。すなわちIRB審査による研究実施計画書の審査前に利益相反委員会による承認を義務付けている。AAMCは利益相反審査プロセスとIRBの間で，情報交換のルールを明確に残しながらも，両者を分離させることを強く求めている。米国の方式が日本の利益相反マネジメントの原型になっている（図2）。

産学連携を推進する公的機関には，独立の利益相反委員会が必要である。厚生科学研究費など公的資金を受給する場合や人を対象とする生命科学・医学系研究では通常より厳しい利益相反管理が必要である。2006年以降に日本でもCOI委員会が大学・研究機関に設置されるようになった。

機関や学会などで申告に関してSignificant Financial Interest（SFI）という基準が導入されている。米国では社会常識から見て弊害を起こす可能性がありうる一定額以上の金銭的基準（＝SFI）を設け，潜在的利益相反が想定されるとして，それを越える外部収入を持つ教員や研究者を，マネジメント対象者にする，という実務的対応が採られており，日本でもそれが導入されている。SFIの例として米国衛生研究所（National Institute of Health：NIH）の上部機関である米国保健福祉省（US Department of Health and Human Services：HHS），米国公衆衛生局（Public Health Service：PHS）の古い基準（1995年）は10,000ドル以上の金銭，5％以上の公開・未公開株式であり，この基準が日本における文部科学省と厚生労働省の申告基準の原型となった。自己申告形式には以下の4種類がある。

① 定期自己申告
② 事象発生前申告
③ 公的研究費受領前自己申告
④ 人を対象とする生命科学・医学系研究のIRB審査前自己申告

米国では4種類が完全に機能しているが，日本では所属する研究者の基礎データとなる定期自己申告を行っていない大学・研究機関が存在し，産学連携のリスクマネジメントが十分に行われていない場合がある。

米国の利益相反管理の動向(NIH の New Rule)

米国では政府機関の研究公正局（Office of Research Integrity：ORI）とOHRP，資金配分機関のNIHと国立科学財団（National Science Foundation：NSF），大学間組織（米国大学協会〔AAU〕と米国医科大学協会〔AAMC〕），米国医師会が連携して利益相反管理に関する方針を作成している。米国の利益相反管理が日本よりはるかに厳しい理由に，活発に産学連携が行われて成功例が多い点が挙げられる。利益相反管理を行わない産学連携は米国では成功しないとの認識が一般的である。

ライフサイエンス研究に対し巨額の研究費を供与してきた米国保健福祉省（HHS）は利益相反マネジメントを規制する「最終規定（the Final Regulation）」を公表した。この最終規定は2011 年8月25日に公表され，New Rule と略称された。HHS傘下のPHSに属するNIHなどから研究助成を受けようとするすべての大学などの研究機関は，1年間の猶予を与えられ，2012年8月24日迄にNew Rule に準拠したCOIマネジメント制度の構築が義務付けられた。New Rule は，COIマネジメントを初めて規定した1995年法（42 CFR Part 50 Subpart F 及び42 CFR Part 94）の内容を基本的に引き継ぎつつ，その実施主体を明確に大学などの研究機関に変更している。1995年法では，NIHなどの連邦政府機関から研究資金を得た研究者個人がその利害関係を大学などの研究機関に開示し，その開示を受けて研究機関がマネジメントすることが求められており，その主たる責任は個人に置かれていた。これに対し，New Rule は大学などの研究機関がCOIマネジメントの実施主体として，そのマネジメント責任を負うことになる。

研究費配分機関であるNIHが主導しているために，日本と比較して実効性が極めて高いのが特徴である。その理由は，多くの医学研究者（給与を含む）と機関（間接経費を含む）が，NIHのグラントに大きく依存しているためである。具体的にはNIHのNew RuleのCOIの申告基準は下記が挙げられる。

① 民間企業（財団，外国政府，国際機関を含む）からの収入と株式による収入の合算で年間5,000ドルを超えた場合
② 公開株の保有は資産額5,000ドルを超えた場合
③ 未公開株の保有

④ 個人帰属の知的財産，但し，何らかの収入を得た場合
⑤ スポンサー企業等が費用を負担する出張

これらをみると，日本での COI 申告基準と比べてかなり厳しいことが分かる。

米国サインシャイン法の影響

欧米では臨床研究を含む利益相反に関して製薬企業関連の情報公開に対する活発な議論があり，透明性向上の取り組みとして法的規制が開始されている。米国では Charles Grassley 上院議員（ミスター・サンシャインと呼ばれる）の長年の努力で，医療保険改革と関連してサンシャイン法が法制化された。製薬企業は 2013 年 9 月より 1 件につき 10 ドル以上を報告する予定であったが，徹底した開示であり準備のために 1 年遅れて 2014 年より企業から医療関係者への支払いが公開された。同様に英国では贈収賄に関する厳しい法律である UK Bribery Act 2010 が成立して，2011 年から施行されている。これらの米英の法律は，日本国内企業や医学研究者に多大な影響を与えている。その一例として日本製薬工業協会（会員 71 社，2023 年 10 月 1 日現在）は自主的に「企業活動と医療機関等との関係の透明性ガイドライン」を 2011 年 3 月に策定し，寄附金や講演謝金や原稿料について会員会社 HP 等にて 2013 年から世界に先駆けて公開している。この開示は日本国内法に基づかない業界団体の自主規制で，外国法の域外適用である。2014 年に国立大学附属病院長会議による「企業等からの資金提供状況の公表に関するガイドライン」(2016 年改訂）に基づき，国立大学病院のウェブサイトにて製薬企業から提供された資金について情報公開が開始されている。この開示も日本国内法に基づかない開示である。

日本におけるガイドラインと臨床研究法の制定

世界における生命科学研究は多くの不祥事を契機に法令や自主的ガイドラインが整備されて，より公正で精緻な研究が実施できるような制度に発展し

てきている。制度変更は継続的に行われており，ヘルシンキ宣言は2013年10月に世界医師会ブラジル・フォルタレザ総会で修正され，日本では2014年12月末に疫学研究に関する倫理指針と臨床研究に関する倫理指針が統合されて「人を対象とする医学系研究に関する倫理指針」が制定されている。2021年に「ヒトゲノム・遺伝子解析研究に関する倫理指針」と「人を対象とする医学系研究に関する倫理指針」が廃止されて，「人を対象とする生命科学・医学系研究に関する倫理指針」に統合されている。

これらの指針類では，インフォームド・コンセントやプロトコル（研究計画書）に利益相反の開示を義務付けている。また生命科学研究で多くの捏造，改ざん，盗用などの不正行為が科学界を揺るがし，報道機関などを通じて一般にも知れ渡り，科学全体への不信が広がりつつある。この様な不祥事の多発より2014年8月に文部科学省から「研究活動における不正行為への対応等に関するガイドライン」が出されている。利益相反による不祥事は国際的に研究不正の一つであると認識されている。

人を対象にした生命科学・医学系研究の利益相反マネジメントは，被験者保護の観点から，通常の利益相反より厳しく規制する必要がある。専門家集団の規範として，日本医学会は利益相反に関するガイドラインを作成して，COI申告基準を改訂している。また学会等が作成する診療ガイドラインにおける利益相反マネジメントについても提言が発表されている。2016年に組織的産学官連携を深化させるために「産学官連携による共同研究強化のためのガイドライン」（文部科学省・経済産業省）が策定され，それに関連して文部科学省の事業として「産学官連携リスクマネジメントモデル事業」（2015～2017年）が行われ，大学などの機関における利益相反の自主的管理を一層促進させようとしている。このように日本ではソフト・ローによる自己規制が主体であったが，実効性を上げるために臨床研究における利益相反管理に関して法制化の必要性が指摘され，2017年4月に成立した臨床研究法では，製薬企業等から資金提供を受けた医薬品等の介入臨床研究に関して資金提供企業に法的な開示義務が含まれている。

全国医学部長病院長会議（AJMC）のイニシアティブ

AJMCは臨床研究法施行後の臨床研究に関する現状アンケート調査を実施した。特定臨床研究倫理委員会の認定状況，開催頻度，審査件数及び研究者のサポート体制，支援人材の育成・キャリアパスの状況等について調査を行い，厚生労働省に改善を求めている。臨床研究法の施行後に臨床研究数が減少していること等の混乱により，全国医学部長病院長会議の諮問機関として「研究倫理に関する小委員会」が2020年に組織された。小委員会では組織COI，国会で議論になった製薬企業等からの教員への講師謝礼限度額，研究倫理教育，外科学会 Cadaver Surgical Training（CST）推進委員会が策定した「臨床医学研究における遺体使用に関する提言」，ご遺体を用いた手術手技研修における企業との連携の在り方，医療機器開発等の臨床研究等に関しても議論されている。

大学・研究機関における利益相反管理の課題

東北大学では全学を対象とした利益相反管理体制を2005年に導入し，さらに文部科学省「臨床研究の利益相反ポリシー策定に関するガイドライン」の策定を行った『臨床研究の倫理と利益相反に関する検討班』（2006年：曽根三郎委員長）に参加し，2006年に臨床研究における利益相反管理を導入した。当時から医学系以外に多くの学部・研究科で臨床研究が行われていたために全学共通の管理体制にしている。導入当時には研究者から多くの抵抗があったが，その後に多くの不祥事が日本国内で起こることになり，次第にその重要性が認識されるようになっている。東北大学での事例を参考にその課題と将来への展望を記載する。

1. 情報共有ネットワーク

東北大学は2007年から米国の大学・研究機関における大学・研究機関に

おける利益相反管理の現状を継続的に調査してきた。訪問した大学・機関は，ハーバード大学，ペンシルベニア大学，ジョンスホプキンス大学，スタンフォード大学，オレゴン健康科学大学，AAMC，NIH，OHRP などである。AAMC は毎年 COI シンポジウム（Forum on Conflict of Interest in Academe〔FOCI Academe〕）を開催しており，全米の COI 大学管理者，研究者，資金配分機関などと交流してきた。米国では実際の実務を担当する事務職員や研究者が熱意を持って利益相反管理業務にあたり，大学経営者がよくその意見を聞いていたことに感銘を受けた。日本の大学・研究機関にも，産学連携が深化するにはこのような国内・国外との情報共有ネットワークが必要と考えている。

2. 利益相反申告の電子化

日本では人を対象とする生命科学・医学系研究に関する倫理委員会への審査申請は電子化されているが，利益相反申請は紙媒体で行われている場合もある。膨大な書類とその長期保存が求められる人を対象とする生命科学・医学系研究の利益相反マネジメントには電子化が必須である。米国では完全な電子申請となっている。なお，東北大学では全学を対象とした利益相反自己申告について 2019 年から完全電子化されている。

3. 利益相反の申告基準と公開株取引

NIH の新しい申告基準は日本基準よりはるかに厳しく，米国トップクラスの医科大学では電子化により事務が効率的になり，ゼロベースでの申告になっている。また日本では公開株の申告基準は発行株式の 5% 以上が一般的であるため，公開株に関しては，機関が殆ど把握できておらず，そのためにインサイダー取引などの不祥事が起きる可能性がある。米国では未公開株だけでなく公開株保有に関しても定期申告により機関が把握しており，共同研究や臨床研究期間中の売買を禁止する場合がある。日本の大学・学術機関では公開株に関して，寄附金，報酬，研究費と比較して米国より甘い管理基準となっている。但し，ビッグファーマなどの米国企業の研究者は日本国内の学会や講演会であっても公開株式の保有に関しても開示している。インサイダー取引は大学・研究機関以外に企業にとっても悪い影響を与えることが知られている。ちなみに発行株式の5%超の保有は大株主であり，公開が法律上義務付けられている（5%ルール）。ちなみに日本医学会のガイドライン（曽根三郎委員長）では米国と同様に公開株も利益相反管理の対象になっている。米国医師会倫理基準では，臨床研究期間中は関連する公開株を売買しないことを推奨している。

4. リスクマネジメント人材養成

米国では法務博士（JD）を持つ専門職が学長，学部長室において実務を担当している。日本ではリスクマネジメント人材の確保・育成・処遇が十分ではなく，その対応が必要と考えている。

5. その他の課題

大学組織としての利益相反管理，臨床診療における利益相反管理，医学教育における利益相反管理，大学発のベンチャーにおける利益相反管理などに日米の違いが挙げられる。いずれも厳しい管理体制になっている米国のほうが，多くの産学連携の成功例がある。

（谷内 一彦，川嶋 史絵）

■ 参考文献 ■

1）三瀬朋子：医学と利益相反：アメリカから学ぶ．弘文堂．東京都，2007.
2）厚生労働省：厚生労働科学研究における利益相反の管理に関する指針．2008〈http://www.mhlw.go.jp/general/seido/kousei/i-kenkyu/index.html#4〉
3）Kaiser J. Ethics：Private Money, public disclosure. Science 2009；**325**：28-30（米国における COI マネジメントの歴史と現状について）
4）東北大学利益相反マネジメント活動報告書〈http://www.bureau.tohoku.ac.jp/coi/report/index.html〉
5）日本医学会ガイドライン〈http://jams.med.or.jp/guideline/index.html〉
6）AAMC ガイドライン：Conflicts of Interest and Transparency Initiatives〈https://www.aamc.org/initiatives/research/coi/75290/financial_conflicts_of_interest_in_academic_medicine1.html〉
7）医療関連企業による医学教育への資金提供に関する AAMC 作業部会の報告書（翻訳プロジェクト）〈http://jsme.umin.ac.jp/ann/

IndustryFundingOfME0720.pdf〉
8）曽根三郎：臨床研究不正の防止と利益相反（COI）管理．科学評論社，血液内科 2016；**72**（4）：533-543.
9）西澤昭夫：ライフサイエンスにおける利益相反マネジメントの形成と展開：米国における New Rule 導入の背景を探る　特集：国際比較から見るバイオクラスターにおける地域的研究開発能力．京都大学経済学会・経済論叢 2013；**186**（4）：81-97.
10）文部科学省・経済産業省．産学官連携による共同研究強化のためのガイドライン．2016〈http://www.mext.go.jp/b_menu/houdou/28/12/1380114.htm〉
11）文部科学省「産学官連携リスクマネジメントモデル事業」東北大学 HP（利益相反マネジメントモデル）〈http://www.bureau.tohoku.ac.jp/coi/model/index.html〉
12）文部科学省「産学官連携リスクマネジメントモデル事業」東京大学成果報告書〈http://www.mext.go.jp/component/a_menu/science/detail/__icsFiles/afieldfile/2017/07/26/1376624_003.pdf〉
13）谷内一彦，川嶋史絵：生命科学研究における利益相反マネジメント．生命科学と法の近未来（米村滋人編集）．信山社，東京都．2018；161-170.

公益性の高い学術団体（専門学会など）

- 本稿では，企業関連の法人組織における利益相反の問題とその管理方法について詳しく解説する。特に，企業が研究に関与する場合，研究の客観性や公正性が損なわれるリスクが存在する。このリスクを回避するためには，透明性のある利益相反の管理体制が不可欠である。
- 外部からの監視や評価の導入、利益相反の管理において効果的である。

COI管理

専門学会などの学術団体は，治療成績の向上や生活の質の向上などの国民の福祉，そのための質の高い診療の普及，情報提供，研究の促進，専門家や若手医師・研究者の育成・教育，市民の啓蒙，国際協力・協働，その他学会員の活動支援などを目的として様々な活動を行っている。臨床研究グループや，教育，患者支援などを目的とした団体もある。これらの団体の利益相反状況としては，学会員などの団体の活動に参加する者に対する利益相反と学会自体の利益相反の管理責任がある。日本医学会は「日本医学会COI管理ガイドライン」の中で，「研究機関の長および医学系学会の長は，当該の研究機関や学会，あるいは研究者が特定企業とのCOI状態が深刻化した場合，医学系研究や臨床試験の実施ならびに成果発表，さらには診療ガイドラインの策定内容が企業寄りになっていないかの監視が求められる．そのためには，研究者の深刻なCOI状態の適切な管理，あるいは第三者委員会による研究の監視などによって医学系研究の質と信頼性を確保しなければならない。」としている。

そこには，各学会が利益相反管理指針に含まれるべき項目の参考として下記があげられている。

(1) COI 管理の手順
(2) 企業・法人組織，営利を目的とする団体との産学連携活動の定義
(3) COI 管理の対象者の定義
(4) COI 管理の対象となる事業活動
(5) 申告すべき利益相反の項目
(6) それぞれの活動や役割における COI 管理の方法
(7) COI 申告の対象期間
(8) 自己申告の時期と開示方法
(9) 役員・委員等より提出された COI 自己申告書の取り扱いについて
(10) 学会長の役割と責務
(11) COI 委員会の役割と責務
(12) 編集委員会の役割と責務
(13) 倫理委員会の役割と責務
(14) 個人情報の保管と開示
(15) COI 指針の遵守，教育研修とモニタリングなど
(16) COI 開示請求への対応
(17) 指針違反者への措置
(18) 不服申し立てへの対応

これを受けて，多くの学会では，学会員などの団体の活動に参加する者に対する利益相反の管理責任に対しては，学会員等に対して利益相反の自己管理や開示を求めるために，それぞれの学会などが利益相反指針を設けている。また，その他の研究グループや団体も同様の指針や規定を設けて，利益相反管理を行っているところが多い。

具体的には，利益相反管理すべき学会の活動内容として下記があげられている。

(1) 学術集会（年次総会含む），支部主催の学術集会，市民公開講座などの開催
(2) 学会機関誌，学術図書などの発行
(3) 研究および調査の実施
(4) 研究の奨励および研究業績の表彰
(5) 認定医および認定施設の認定
(6) 生涯学習活動の推進
(7) 国際的な研究協力の推進
(8) その他目的を達成するために必要な事業

特段の指針遵守が求められる活動としては下記がある。

(1) 分科会が主催する学術集会などでの発表
(2) 分科会発刊の学術雑誌・機関誌などでの発表
(3) 診療ガイドライン，マニュアルなどの策定
(4) 臨時に設置される調査委員会，諮問委員会などでの作業
(5) 企業や営利団体が主催・共催する講演会（ウェブサイトでのセミナー・学術講演含めて），ランチョンセミナー，イブニングセミナーなどでの学術発表

実際に，各学会等は学術集会での発表の際に，研究資金の出所を明記し，筆頭演者だけではなく研究代表者の以下の内容を開示しなけれなならないとしている。

(1) 企業の職員，顧問職等
(2) 株の保有
(3) 特許料
(4) 講演料など
(5) 原稿量など
(6) 研究費
(7) 寄附金・寄附講座等

(8) 専門的助言・証言等
(9) その他贈答品など
(10) 臨床試験実施法人の代表等

開示すべき額についても学会毎に定められている。また，学術雑誌では，企業等の関与の詳細な記載法として，資金提供者の役割，貢献者，謝辞で記載すべき該当者や項目を明記している（表 1）。

表 1　研究成果論文公表時における企業等の関与の詳細な記載法

1. Role of funding sources（資金提供者の役割）
1) 何ら関与しなかった場合,「The funders of the study had no role in study design, data collection, data analysis, data interpretation, or writing of the report.」と記載 2) 資金提供者がある場合： ①誰が提供者（funder）か？ ②資金提供者が研究データ等の解釈，論文レビューを行ったか？ ③関係企業の付属施設等が研究資金提供者か？ ④資金管理団体 / 研究支援財団等を経由した特定企業の資金提供か？
2. Contributors（貢献者）
著者の役割透明化，特に個々の著者がどのような役割を果たし寄与したかを明確に開示 臨床研究の場合 ①研究企画（trial design），実施計画書（protocol）作成を誰が？ ②データ集計（data collection），管理（management），解析（analysis）を誰が？ ③データ解釈（interpretation），論文準備（preparation），レビュー（review），最終承認（approval）を誰が？ 留意点：関係企業からの転職研究者が著者の場合は前職の企業名も記載
3. Acknowledgements（謝辞）
対象：著者資格の 4 項目すべてに該当しない研究貢献者 1) スポンサー，資金提供者は誰かを記載 2) Authorship に該当しない研究貢献者，協力者は誰か（名前と所属）を明記 ①データ集計（data collection），保管と管理（management），解析（analysis），データの解釈（interpretation） ②論文の執筆（writing assistance），英語訳，レビュー（review） ③一般的な管理業務 [general supervision] ④参加研究者 [participating investigators] ⑤被験者の提供 およびケア [provided and cared for study patients]

（日本医学会 COI 管理ガイドライン 2020 からの引用）

学会の資金調達と組織利益相反管理

次に，学会自体の利益相反状況を考える時に問題となる点は，これらの公益性の高い学術団体の活動にも現実には資金が必要であるということである。事務局の家賃や人件費などを含む運営費，学術総会や講習会などの開催，学術雑誌の刊行には規模にもよるが多くの経費がかかり，これらは純粋に学会員からの年会費や学会参加費だけでまかなえるものではない。そのため，最近ではクラウドファンディングなど一般市民からの寄附を募るなどの試みもされているが，これらの資金の大半が関連企業などから提供されている学会なども多い。

近年は，企業からの使途を指定しない寄附に対する規制が強まったことを受けて，学会の活動においても自己資金の割合と企業からの寄附などの割合が定められており，学会自体が資金を稼がなければならなくなっている。その方法として，具体的には学術集会で，企業が展示ブースをつくってその使用料を払ったり，企業主催のランチョンセミナーの枠を買ったり，さらには企業が後援する会議が開催されたりして，これらが学術団体の稼いだ「自己資金」として計上される。これは，企業から学術団体への資金の入り口が違うだけで，企業への依存度が高いことには違いはない。また，新規抗がん剤が現場に導入されると，企業はその適正使用の責務を負うが，学術団体を通じて適正使用のための情報の提供を依頼されることもあり（この場合は無償であることが多いが），企業が資金を提供して副作用マネージメントのための講習会を学術団体主催で開催するような契約がなされることもある。

これに対して「組織利益相反」が議論され，各学会などでも「組織利益相反」管理のための指針や規定が設けられ，学術団体自身の寄付金や契約金などの企業が関連する資金を開示するなど，「組織利益相反」の管理がなされるようになってきている。また，学会の運営に大きく影響する理事長や理事などの上級役職者もそれぞれ個人的な利益相反を持っていることが少なくない。そのため，上級役職者個人の「利益相反」も学会の「組織利益相反」の一部として公開されるようになっている。さらには，これら上級役職者は学会のさまざまな活動の責任者となることが多いが，学会によっては，ガイドライン作成委員会の委員長などは，日本医学会から出された「診療ガイドライン策定参加資格基準ガイダンス」を厳密に守っているところが多い。それに準じて，政府に提言をするような委員会や市民公開講座などの社会的な影響の大きな委員会の委員長も「個人の利益相反」を参考にして選任するなど，「バイアスがあるように見えない」ようにする努力をしているところもある。さらには，組織自体の利益相反を審査するための部署を，第三者を委員に含めて作っている学会もある。そこでは，企業から資金を得て行う活動について，「その企業の利益を誘導するように思われるリスクはないか」，「特定の企業に偏らず公正に行うためには，どこに注意すべきか，またはどこを変更すべきか」などについて議論されている。

研究活動における利益相反

臨床試験法施以降，研究グループで行われる臨床研究（試験）も企業との契約を結んだものが中心となりつつある。以前は，研究グループの中で研究（試験）案が十分に検討された後，公的な研究費や企業への交渉なども含めて資金について検討されたが，企業との契約が優先される場合には，研究立案者が企業と研究内容も含めて相談することから始まることも多くなってきた。その場合には，グループ内での議論の際にも「企業との話合いで研究内容や症例数はこのようにしたい」との意見が出されることも少なくなく，少なからず研究の integrity が損なわれる懸念がある。また，公的研究費が少ない海外の研究グループとの国際的な共同研究の議論の場では，「研究費をどうするか」が話題の中心となったりもする。

これに対して，公的研究費を獲得するのが最も理想的な方法であるが，競争が激しく，研究費自体の額も少ないなど，このような問題を解決するのは難しいと言わざるを得ない。イギリスでは，「Cancer Research UK」など，民間の寄附をつのる仕組みもあり，本邦でもがん研究を助成するための活動を行っている民間団体などもある。しかし，医学の進歩のための産学連携は必要であり，そこには「利益相反」が必ず起こる。少なくとも，研究成果を論文などに掲載する際には，企業の関与を明記すべきである。また，研究立案過程を第三者が評価する仕組みを，学術団体と企業と共同で構築することも提案できる。このような研究活動における「利益相反」をどのように調整し，管理するかは今後の大きな課題である。

最近，学会やその他公的な活動において市民の参画（patient and public involvement）が重要であるとされ，さまざまな患者団体が活動している。企業からみても「患者支援」はとても重要であり，患者団体の中には企業からの支援を受けているものもある。患者や患者団体の意見は重要であるが，その「利益相反」の管理についての規定はない。ガイドライン策定にも患者が参画して議論をすることも増えてきたが，学会の活動に参加する限りにおいては，特別扱いをせず，その学会の利益相反指針や規定に従って頂くことも考えていかなければならない。

いずれにしても，研究機関・組織団体は，利益相反管理について組織として社会への自己責任と説明責任を果たすことが求められている。産学連携の結果，会員や組織自体のCOI状態が深刻な事態に至った場合，マスコミや諸団体などへの対応などについて関係する委員会との連携が行える仕組みをあらかじめ作っておく必要がある。例えば，会員や組織自体のCOI状態について社会的・道義的な説明責任を果たす必要性が生じた場合，理事会の決議を経て必要な範囲で当該分科会の内外に開示もしくは公表することができるようにしなければならない。

（朴 成和）

企業関連の法人組織等

- オープンイノベーションを進め，産学連携の実を上げて，医療の発展とアンメット・メディカル・ニーズに応えていくことは極めて重要である。しかしながら，このようなアカデミアと民間企業のコラボレーションには，情報開示と利益相反による説明責任の付与が重要となる。具体的には，共同研究，兼業及びエクイティを始めとして，最近のバラエティーに富むオープンイノベーションの形態に則した丁寧な利益相反の処理が重要となろう。

総論

研究機関・組織団体（以下，纏めて「研究機関等」という。）に関する利害関係（interest）は，つまるところ「本務」以外の利害関係で，かつ本務にバイアスが掛かるのではと第三者から懸念される可能性があるものをいう。このような利害関係にはさまざまなものがあるが，研究機関等による社会貢献及び社会実装への要求が高まっている昨今，民間との関係で発生する利害関係が増加している。例えば，以下のようなケースが利害関係となろう。

- 企業との間の共同研究，包括連携，受託研究，治験・臨床研究の受託，寄付講座，兼業，講演の依頼，機器・試薬の購入及び Material Transfer Agreement（MTA，有体物の移転に関する契約）
- ベンチャー企業の設立への関与（発起人就任を含む。），第三者割当増資の引き受け，取締役への就任，科学技術顧問への就任
- 企業が設立した財団への役員就任，兼業（審査員への就任），助成金の受領及び受託研究

• 個人から受け入れる寄付金

以上のようなさまざまな利害関係については，その利害関係を取り巻く状況に応じて，実際に懸念されるポイントや対応の方法も区々となる。大事なことは，当該利害関係が存在することによって，国民，患者や納税者の視点からどのような懸念が想定されるのか検討し，そのような懸念へ対応するための説明責任の在り方を探り出すことである。本稿では全ての事象について対応策を列挙することはできないが，いくつかの代表的な例を検討することを通じて，実際の対処の仕方を見出す目線をシェアすることができればと思う。

共同研究

企業との間において発生する利害関係の中で，最も重要なものはエクイティ，共同研究及び兼業と考えられている。この３つを利益相反の実務家の間では通称３種の神器と呼んで，これらについてまず検討し，加えて事例ごとに他の利害関係も検討するのが良く行われる手法である。

まず，このような３種の神器の中でも共同研究が最も頻出する利害関係だと思われるが，臨床研究に関係するものとしては，以下のようなケースが考えられる。

① 萌芽的・探索的研究段階での共同研究で，当該研究が発展すれば医療への応用が考えられるもの

② 具体的な対象疾患，その疾患の治療方法及び候補化合物や候補細胞等が定まってきて，非臨床研究に向けての研究

③ 非臨床研究に入るためのさまざまな要素研究，例えばエンドポイントの策定に必要な測定系，疾患モデル動物の作製，デリバリーツールに関する研究等

④ 非臨床研究に関する共同研究

このような共同研究を研究機関等が民間企業等と共に行う場合には，本来中立であるべき研究機関等の研究にさまざまなバイアスが掛かる可能性がある。例えば，バイアスの可能性としては，研究費の継続的な獲得のためにポジティブなデータのみを研究結果に採用したり，共同発明をあたかも民間企業等の単独発明であるかのように申告すること等が考えられる。さらには，

臨床研究又は治験に入りやすくするために安全性を懸念するようなデータを殊更隠匿したり改ざんしたりすることもあり得るかもしれない。

もちろん，真摯に研究を遂行している研究者においては決してこのようなバイアスを掛けることはないが，並行して存在する他の利害関係如何によっては，第三者に対して研究者も説明責任を求められることがあろう。例えば，共同研究と並行して多額の寄付講座，奨学寄附金等が同一企業との間に存在している場合等である。また，兼業やエクイティ等，他の利害関係も存在していて，全体として第三者から見て懸念されかねない場合もある。

▌兼業

次に兼業も利害関係としては非常に多くの事例で見られるものであり，その内容によっては注意深く検討する必要がある場合がある。例えば，特定の企業において非常に多くの講演を行っておりその講演料の総額が多額に及ぶ場合，一般顧問兼業ではあるものの報酬が多額の場合，又は役員兼業など特定の企業へのコミットメントや負うべき責任が大きい場合等である。

他方，講演料が１回当たり約10万円から20万円位で，回数も通常程度のものである場合や無償又は低額のコンサルティングは，利益相反上大きな懸念を生むことはほとんどない。政府や公的機関での委員会委員としての活動，外部の医療機関における医療行為，大学等の教育機関での教育なども同様である。

また，兼業は経済的な利益相反として捉えることもできるが，他方，責務相反としても検討することが必要である。本務である研究，医療及び教学に影響が出るような時間数を兼業に割いている場合には，本務をおろそかにしている可能性があるとして責務相反上問題となりうる。通常，週に８時間程度以内であれば特段問題なしとしている研究機関等も多いようであるが，研究機関等が求めている本務へのコミットメントの程度，緊急時の医療への対応など研究者を取り巻く様々なファクター，そして内部規程を参考にして事例毎に検討することが必要である。

エクイティ

エクイティ（株式及び新株予約権等）については，昨今，アカデミアがベンチャー企業を設立したりその事業に関係することが増えていることもあり，研究機関等又は研究機関等に所属する研究者がベンチャー企業のエクイティを保有するというケースが増えてきている。同様に，医薬の世界では治療に関係する研究を行っている基礎の研究者はもとより，臨床に関与している医師がベンチャー企業に関係するという場合もある。

このような場合には，その保有するエクイティの割合や価値の多寡によっては，第三者から研究者の研究に対して何らかのバイアスが掛かるのではないかとの懸念が示される場合もあろう。また，ベンチャー企業ではなく製薬企業のエクイティを保有するという場合にも，ある一定程度以上のエクイティの保有がある場合にはバイアスの懸念が生じることもある。

さらに，直接ベンチャー企業のエクイティを保有するという場合のみならず，研究者が大部分の割合のエクイティを保有する資産管理会社を通じて，その会社がベンチャー企業の株式を保有するという間接的な形でエクイティを保有するという場合も同様である。

これらのエクイティ保有がなぜ利害関係として重要なのであろうか。米国での利益相反の事例として著名なゲルシンガー事件においてもそうであったが，研究者がベンチャー企業のエクイティを保有し，当該ベンチャー企業が治験を遂行している場合に，当該ベンチャー企業の将来のキャピタルゲイン（株式公開の場合等において，保有する株式を売却等することによって経済的利益を得るケース）が予想される場合，当該ベンチャー企業の株式公開または吸収合併などのエクジットを意識して研究や治験が遂行される可能性がないとは言えない。その意味で，エクイティが一つの利害関係として大きな意味を持ってくるのである。

また，エクイティを保有するベンチャー企業から当該ベンチャー企業が製造販売する機器や試薬を，研究者の所属する組織や研究室が購入し，そのベンチャー企業の売り上げを助けるという場合もある。この場合に，購入資金は組織の運営費交付金である場合もあれば，国のナショナル・プロジェクトの場合には，国等からの補助金が充てられることもあり，この場合には金額も巨額になる場合もある。もちろん，購買管理がしっかりとなされ，対価の額，購入量，使途などしっかりチェックされることは必要であるが，仮に購買の観点からは適切であったとしても，利益相反の観点から研究者の研究へのバイアス（この場合には，当該機器の使途に関連する研究計画の立案など）の可能性も検討しなければならない。

このようにエクイティは外部から分かりにくい利害関係であるが，産学官連携特にベンチャー企業の関係するスキームでは非常に重要な利害関係である。

■物品購入等

研究機関等が取り扱う物品はさまざまである。医薬品，医療機器，検査機器，検査キット，試薬，ケージ等実験動物関連など臨床及び研究に関連してさまざまな物品を取り扱う。そして，このような物品は数千万円する高価なものから数万円程度のものまで価格のレンジも広い。さらに大きな特徴は特許などの知的財産権に守られている物品も多く，その調達先が限られるという点である。

このような研究機関等が取り扱う物品は，知的財産権の関係もあり，特定の製造メーカーやベンチャー企業が製造販売していることも多く，利益相反の検討の対象となることがままある。具体的には，研究者が設立したベンチャー企業や研究者が関係している企業に，研究機関等から研究者の発明がライセンスされ，それを研究者が自らの研究のために購入するというようなケースである。この場合には，その物品の購入の必要性及び価格の妥当性を適切に検討しないと，研究者が設立したベンチャーに資金を供給することになって優遇することになりかねない。また，ライセンスのロイヤルティとして研究機関等へ支払われることにより，発明者補償金を経由して発明者に金員が支払われることとなるのである。

また，ゲルシンガー事件がそうであったように，ベンチャーが製造する最先端の医薬品を自ら購入して治験に用いるなどといった場合にも物品購入は関係することとなる。

さらに，物品購入の形を借りた試作品の試験や，試作品を用いたデータの収集がなされる場合もある。契約が締結されないまま，無償という形で試験キットなどが研究者に配布され，そのデータを無償であることを理由に企業が吸い上げることによって事実上の試験研究を行ったり，必要なデータを収集したりするようなケースである。いずれの場合も，その物品購入の意義や目的を明確に意識して，契約を締結することで透明性や遵法性を保つように努力することが重要である。さらに，利益相反マネジメントに関連するひとつの重要な利害関係として意識することも大事である。

物品購入とは少し形態が異なるが，昨今の研究機器の高額化に伴い，研究機関の保有する高額研究機器（特殊な顕微鏡や検査装置，IT 機器等）を研究者が時間をシェアして利用したり，場合によっては借り受けて使用することがある。このようなことは研究を進めるうえで，また，高額研究機器を有効利用するうえでとても重要であろう。大事なことは，シェアのルールを策定し，公平かつ合理的な内容で外部の研究者も機器を使用できるようにするということである。利益相反の観点からは，そのような機器のシェアが産学連携先企業への不当な便宜供与となっていないかチェックすることが必要となる。

■ その他

研究機関等が大学・公的機関と共同研究等様々な研究活動を行うことは多々あるが，通常，アカデミアとの間の研究活動においては，相手方はアカデミア，つまり非民間であると考えるのが自然である。しかしながら，民間企業に籍がある者が大学の研究室に受入研究員等の形で参加している場合がある。また，大学の研究室が民間企業と同じテーマで共同研究をしていて，大学を介した三者間での共同研究となっている場合もある。

このような場合に，研究機関がある別の民間企業と産学連携活動を始めた場合，実は，アカデミアを介して競合関係にある企業２社と共同研究をしていたということになるかもしれない。また，本来自己申告において自己の研究への企業在籍者の関与を申告すべき場合において，アカデミアが介しているが故に申告が漏れるということになるかもしれない。いずれにしても，さまざまな形でオープンイノベーションが進められている現在，アカデミアを相手にする研究といえども企業が関与している可能性があることを念頭に置くべきである。

似たようなケースとして，財団が関係するものもある。そもそも民間企業が設立した財団の場合で，財団名やその設立の経緯から当該財団をサポートしている民間企業が明確な場合は，外形上明らかなので当該サポートしている民間企業との関係でも利益相反を判断することとなる。また，研究対象について補助金を拠出しているような財団の場合には，対象の研究を選択する際に客観的・第三者的な審査体制が確立されているので，サポートしている民間企業のことを意識する必要がない場合もある。

しかしながら，財団によっては，民間企業から請け負うような形で資金の拠出を受け，その企業に代わって治験等のスポンサーとなるような場合もある。このような場合には，財団の陰にいる民間企業の姿は外部からは分かりにくいものとなる。このような場合には，民間企業との利益相反状態を見出すことは難しいが，財団等の団体との連携の場合には，当該相手方の財団等について，適切な検討と調査を行うことが肝要といえよう。

（平井 昭光）

臨床研究法における利益相反管理基準と措置

● 本稿では，臨床研究法において，臨床研究を実 施する研究者に利益相反管理義務が定められた背景を述べた上で，利益相反管理基準として示された重大な利益相反及び重大な利益相反が存在する場合に求められる措置の具体的な内容について紹介していく[1]。

2013 年，我が国の複数の大学において実施された高血圧治療薬に関する臨床研究論文が撤回されるという事例が発覚した。当該事例を契機に，我が国の臨床研究の実施体制や研究倫理体制と並んで，利益相反管理体制についての見直しや体制の強化が進んだ。

2018 年 4 月に施行された臨床研究法[2]では，臨床研究を実施する研究者には利益相反管理義務が定められた。法第 3 条に基づき，「臨床研究法施行規則第 21 条（利益相反管理計画の作成等）[3]」において，臨床研究を実施する者に利益相反管理を義務として定めている。

具体的な管理の在り方については，ディオバン事案発覚後に利益相反委員会の設置状況や活動状況，利益相反委員会の管理状況（自己申告の基準や自己申告の頻度等）等といった利益相反管理に関する実態調査（日本医療研究開発機構（AMED）臨床研究・治験推進研究事業「研究規制環境の変化に対応した新たな研究倫理支援体制構築に関する研究」研究班）が行われ，利益相反が存在する場合の管理基準がほとんどの医療機関で設けられていないという実態を踏まえ，管理の具体的な基準や方策を定める必要性が確認された[4]。

「臨床研究法における臨床研究の利益相反管理について（平成 30 年 3 月 2 日医政発 0302 第 1 号 厚生労働省医政局研究開発振興課長通知）（以下，「臨床研究法課長通知」という）[5]」「臨床研究法における利益相反管理ガイダンス

（以下，「利益相反管理ガイダンス）という）」では，利益相反委員会の有無に関わらず，いずれの機関に所属している研究者でも利益相反管理を行えるように，研究者にとって対応可能な，必要最低限の基準・様式が定められた。
以下では，臨床研究法で定められた利益相反管理基準を紹介していく。

臨床研究法で定められた利益相反管理基準について

臨床研究法課長通知では，研究責任医師等に利益相反管理基準に基づく利益相反管理計画書を作成し，自ら管理を行うことを要請している。例示された利益相反管理基準を以下に示す。

【利益相反管理基準】

(1) 利益相反相反管理基準については，一の研究計画書について一の利益相反管理基準を作成すること。
(2) 多施設共同研究の場合にあっては，一の利益相反管理基準に基づき，実施医療機関ごとに研究責任医師が利益相反管理計画を作成すること。
(3) 利益相反管理基準には，次に掲げる内容を含むこと。
　① 利益相反について，研究計画書及び説明同意文書に記載し，研究結果の公表時に開示するとともに，医薬品等製造販売業者等から研究資金等の提供を受ける場合にあっては，契約を締結すること
　② 利益相反状況の確認の手続及び変更が生じた場合の手続
　③ 臨床研究の実施に影響を与えるおそれがあると考えられる重大な利益相反状況その他これに類する重大な利益相反状況の特定方法
　④ 重大な利益相反状態にある研究責任医師及び研究分担医師が臨床研究に従事する場合における従事の条件等
　（※）配偶者等の重大な利益相反含む。
　⑤ 医薬品等製造販売業者等の研究者が臨床研究に従事する場合の従事の条件

利益相反管理基準の中で，(3) ①に示された，『研究結果の公表時の利益相反開示』は，学会やジャーナルの規定では詳細に定められているものの，従前の医学系指針等で詳細に定められてはこなかった。臨床研究法で改めて記載された理由としては，ディオバン事案を含め臨床研究をめぐるデータの不適切な取扱いをめぐる複数の事案において，研究成果公表時の利益相反の開示がされていなかったという指摘を受けて，研究成果公表時の利益相反開示は，研究実施者としての説明責任として規定されたもの。研究成果公表時に利益相反開示をする目的は，成果の受け手が研究を如何に捉えるか，信用するか，採用するかを含め，意思決定する判断材料と位置付けられるため，適切な開示は必須と言える。

利益相反管理ガイダンスでは，『研究計画書及び説明同意文書へ記載や研究成果公表時に開示』が必要となる利益相反の範囲を，以下の通り具体的に提示している。

【研究計画書及び説明同意文書や成果公表時に開示すべき利益相反（ガイダンス抜粋）】

(1) 製薬企業等による研究への関与

利益相反申告者：研究責任医師・研究代表医師

① 製薬企業等からの当該臨床研究に対する研究資金等の提供

② 製薬企業等からの当該臨床研究に使用する物品（医薬品，医療機器，機材，試料等），施設等 の無償又は相当程度に安価での提供・貸与

③ 製薬企業等からの当該臨床研究に係る役務（データの生成・固定・解析に関与する業務（データ入力，データ管理，効果安全性評価委員会への参画，モニタリング，統計・解析等），研究計画書作成，発表資料作成協力（論文作成協力，予稿作成，報告書作成等），被験者リクルート，監査等）の無償又は相当程度に安価での提供

④ 製薬企業等に在籍している者及び過去２年間在籍していた者の研究への従事

(2) 製薬企業等による研究者等個人に対する関与

利益相反申告者：研究責任医師，研究分担医師，統計解析担当責任者及び当該臨床研究を実施することによって利益を得ることが明白な者

① 製薬企業等からの年間合計 200 万円を超える寄附金
② 利益相反申告者の対象薬剤製薬企業等が提供する寄附講座への所属
③ 製薬企業等からの年間合計 100 万円 以上の個人的利益（講演・原稿料等）
④ 利益相反申告者等の製薬企業等の役員への就任
⑤ 製薬企業等の一定数以上の株式の保有又は製薬企業等への出資
⑥ 製薬企業等の関与

また，ガイダンスでは，研究計画書及び説明同意文書へ記載や研究成果公表時に開示すべき利益相反の中で重大な利益相反に該当するものについては，必要な対応を採ることを求めており，『重大な利益相反』『重大な利益相反が存在する場合の対応方法』の具体的な内容について示している。

以下に紹介する。

【重大な利益相反（ガイダンス抜粋）】

（1）対象薬剤製薬企業等の寄附講座に所属し，資金で給与を得ている。
（2）対象薬剤製薬企業等から，年間合計 250 万円以上の個人的利益を得ている。
（3）対象薬剤製薬企業等の役員に就任している。
（4）対象薬剤製薬企業等の一定数以上の株式を保有している。
（5）臨床研究に用いる医薬品等に関する知的財産権に関与している。

【重大な利益相反が存在する場合に必要な措置（ガイダンス抜粋）】

（1）原則として，研究責任医師にならないこと。もし研究責任医師になる場合，研究期間中に監査を受けること。ただし，この場合でも

データ管理，効果安全性評価委員会への参画，モニタリング及び統計・解析に関与する業務には従事しないこと。
(2) 研究責任医師は，配偶者等に重大な利益相反が存在する場合，データ管理，効果安全性評価委員会への参画，モニタリング及び統計・解析に関与する業務には従事しないこと。
(3) 研究分担医師は，重大な利益相反が存在する場合，データ管理，効果安全性評価委員会への参画，モニタリング及び統計・解析に関与する業務に従事しないこと。
(4) 研究責任医師は，製薬企業等に在籍している者及び過去2年間在籍していた者が研究に従事する場合，原則としてこれらの者に被験者のリクルート，データ管理，効果安全性評価委員会への参画，モニタリング及び統計・解析に関与する業務には従事させないこと。もし関与させる場合には，監査を受けること。

なお，重大な利益相反が存在する場合の対応として，重大な利益相反の発生自体を禁ずるような定めはなく，利益相反が存在する場合には研究への不信感が発生しないように，研究責任医師や研究代表医師から外れることや，特定の業務から外れることが求められているに過ぎない。利益相反が存在する場合には，客観性や信頼性が確保されていると見做される研究体制を築くことが利益相反管理として要請されている。

（飯田 香緒里）

■ 文献 ■

1）飯田香緒里：利益相反（COI）の管理．整形外科 71（6）：641-645, 2020
2）臨床研究法：（https://www.mhlw.go.jp/file/06-Seisakujouhou-10800000-Iseikyoku/0000163413.pdf）
3）臨床研究法施行規則：（https://elaws.egov.go.jp/document?lawid=430M60000100017）
4）中田はる佳，飯田香緒里，川澄みゆり，吉田雅幸，田代志門：利益相反管理に関する全国医療機関調査－臨床研究法施行前の実態把握－．臨床薬理 49（6），213 ～ 218
5）厚生労働省：臨床研究法における臨床研究の利益相反管理について（平成30年3月2日 厚生労働省医政局研究開発振興課長通知）（https://www.mhlw.go.jp/file/06-Seisakujouhou-10800000-Iseikyoku/0000196146.pdf

製薬産業と透明性の確保

● 研究開発型を志向している製薬企業は，常に新薬を世に送り出さなければならない。社会からの大きな期待，要請もある。ただ，製薬企業だけでは新薬の研究開発は実施することが出来ない。研究者，医療機関との産学連携，特に臨床試験（治験）は欠かせない。臨床試験を実施する際には，必ず利益相反の問題がつきまとう。ここでは，利益相反状態をマネージメントしていくツールの１つとして日本製薬工業協会（以下，製薬協）が取り組んできた「透明性ガイドライン」についてその背景も含め紹介する。

企業行動憲章と製薬協コード・オブ・プラクティス

製薬協（日本製薬工業協会）は，研究開発を志向する製薬企業 71 社（2023 年 10 月現在）の集まりであり，任意団体である。それ故，製薬協としての自主的な取り決めやルールには，強制力も法的根拠も持たない。生命関連物質を取り扱うすべての会員会社の理解と協力の上で成り立っている。

日本経済団体連合会（以下，経団連）は，1991（平成 3）年民主導・自律型の活力ある豊かな社会を実現するため，かつ企業の不祥事の防止の指針として「企業行動憲章」を策定した。製薬協はこれを受けて，製薬企業の企業活動全般にわたって高い倫理観を確保するため，1997（平成 9）年に「製薬協企業行動憲章」を会員会社の自主基準として策定し，会員会社に自社に於ける「企業行動憲章」を策定するよう要請をし，経団連の改定とともに時代に適した改定を行ってきた。

直近では，2017年（平成29）年の経団連の企業行動憲章で，「Society5.0の実現を通じた持続可能な目標（SDGs）の達成」を目的として改定された。

ここでいうSociety5.0とは，狩猟社会，農耕社会，工業社会，情報社会に続く，人類社会発展の歴史における5番目の新しい社会のことをいう。

また国際製薬団体連合会（以下，IFPMA）が，1981（昭和56）年に策定した「IFPMA医薬品マーケティングコード」や1988（昭和63）年に世界保健機関（以下，WHO）が「医薬品のプロモーションに関するWHO倫理基準」を制定したことを受けて，製薬協でも1993（平成5）年「医療用医薬品プロモーションコード（以下，プロモーションコード）」を会員会社の合意に基づき策定し，会員会社における自社のプロモーションコード策定を要請した。

そのプロモーションコードには，同年厚生省（当時）より発表された「21世紀における医療用医薬品のあり方懇談会（以下，21世紀のあり方懇）」の報告書の内容も色濃く反映している。

具体的には，それまで使っていた言葉を「販売促進」から「適正使用」へ，「プロパー」から「MR」などに変更したことなどが挙げられる。

プロモーションコードにおけるプロモーションの定義は，『「プロモーション」とは，いわゆる「販売促進」ではなく，「医療関係者に医薬情報を提供・収集・伝達し，それらに基づき医療用医薬品の適正な使用と普及を図ること」をいう。』として，現在に至るまで変わることなく定義されている。

※製薬協でいう「プロモーションの定義」は，他の産業や世の中で使われているプロモーションの定義とは，少しニュアンスが違うことを是非ご理解いただきたい。「販売促進」という言葉には，投与対象でない患者さんにまで薬剤を投与し，売上を上げる，というイメージが強いため，21世紀のあり方懇の報告以降，「適正使用」を使用している。

その後プロモーションコードは，IFPMAコードの改定や国内の環境変化に応じて適宜改定されてきた。

2013（平成25）年これまで主に営業・マーケティング部門中心の活動に対するプロモーションコードをさらに発展させ，会員会社のすべての役員・従業員と，研究者，医療関係者，患者団体などとの交流を対象とした製薬協コード・オブ・プラクティス（以下，製薬協コード）を策定した。もちろんその前年のIFPMAコード改定を全面的に受け入れたものである。当然製薬協のすべての会員会社は，製薬協コードを基に自社コードを策定し，各社自社コードを遵守する活動を行っている。

COI（利益相反）と透明性の確保

COI（Conflict of Interest）は日本では利益相反と訳され，ある人が複数の立場を有している時，一方の利益になることが，他方の不利益になるなどの葛藤状態にあることをいう。当然，軸足がどちらかに傾いたり，どちらかが不利益になることがある。

このことを製薬産業で考えてみると，研究開発型を志向している製薬企業は，常に新薬の研究開発をしなければならない。社会からの大きな期待，要請もある。ただ，製薬企業だけでは新薬の研究開発は実施することが出来ない。新薬の開発には，研究者，医療機関との産学連携，特に臨床試験（治験）は欠かせない。臨床試験が可能な医療機関とさまざまな連携を取りながら，研究開発を進めている（図１）。

医療機関には本来の診療，治療以外に開発治験業務を委託するので，臨床試験の対価を支払う。この時点で医療関係者，研究者は「利益相反状態」に

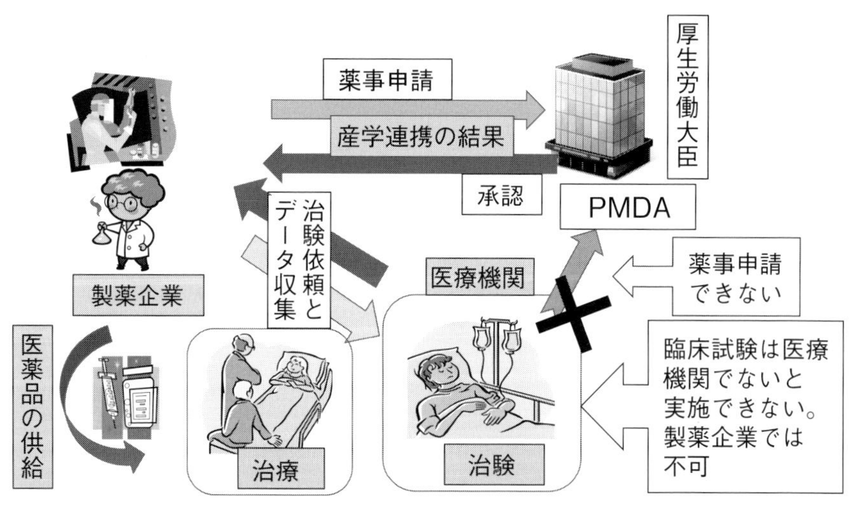

図１　新薬開発までの道筋

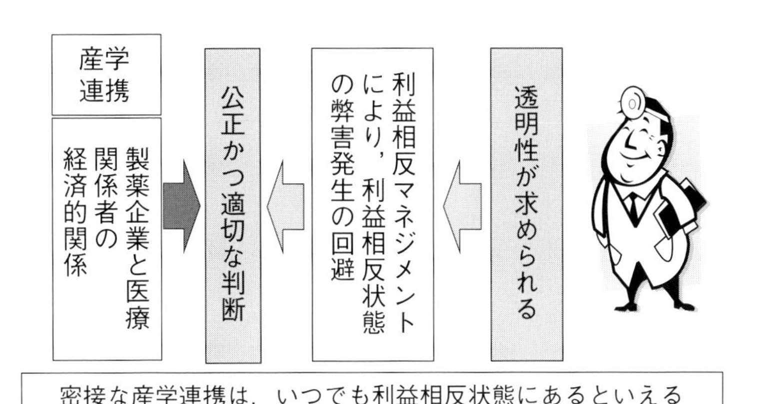

図2　利益相反状態からの弊害回避

なる。科学的に公正で中立な立場で研究を進め，患者の健康を守るべき医師の責任がある中で，個人や組織の利益が発生する。すなわち『公正中立である立場と経済上の利益』が衝突する状態になる。

ただ，利益相反状態が悪いというのではなく，利益相反状態から生じる弊害発生が問題であり，その弊害の回避が強く求められている。すなわち利益相反状態をマネージメントしていくことが重要と考えられている。（図2）

利益相反の問題は，医学部，医療系の学問だけでなく，産学連携が生じるすべての学部，学問で起こり得る問題でもある。

利益相反状態をマネージメントしていくツールの１つに「透明性ガイドライン」がある。

企業活動と医療機関等の関係の透明性ガイドライン

製薬企業の活動が，患者さんを最優先に考え，倫理的かつ誠実なものとして信頼されるためには，「利益相反の適切な管理」と「製薬企業と医療機関，医療関係者との関係の透明性を高めるための取組み」が必要となる。

1999 年にアメリカ，ペンシルバニア大学で起こった「ゲルシンガー事件（実際にはゲルシンガーさんが被害に遭われた事件）」が契機で世界中が一斉に COI 問題に舵を切ることとなった。「ゲルシンガーさんが被害に遭われた事件」を受けてアメリカでは，2000 年以降，製薬企業からの資金の提供を法律により義務付けようとする動きがあり，2010 年法律（サンシャイン条項）が成立（施行は 2014 年）。諸外国もそれに追随する動きを見せていた。日本においても，文部科学省が 2002（平成 14）年「利益相反ワーキンググループ報告書」，厚生労働省 2006（平成 18）年「臨床研究の利益相反ポリシー策定に関するガイドライン」，薬事・食品衛生審議会薬事分科会申し合わせ「審議参加に関する遵守事項」，さらには 2008（平成 20）年「厚生労働科学研究の COI 管理に関する指針」を発表した。日本医学会も日本医学会臨床部会相反委員会（現在の日本医学会利益相反委員会）を新設し，2011（平成 23）年「医学研究の COI マネージメントに関するガイドライン」を策定し公表した。

製薬協においても，生命関連物質を取り扱う産業，国民皆保険制度で活動する産業として，他の産業よりも活動の透明性が求められていること，社会からさらに高い信頼を得られる産業を目指すためには，もはや情報公開に対する社会からの要請は避けられない。さらには医学・薬学の発展のためには産学連携は不可欠であり，円滑な産学連携の為には透明性と情報公開が必要と判断し，2008（平成 20）年より協会内で議論を進め，2011（平成 23）年，法律による公開ではなく，会員会社の自主的な公開による「企業活動と医療機関等の関係の透明性ガイドライン（以下，透明性ガイドライン）」を策定し，医療機関，医療関係者のご理解とご協力のもと，産学連携にかかわる資金提供等を公開することとした。

しかし，このことは製薬協の会員企業だけで決めたわけでもなく，日本医師会，日本医学会，全国医学部長病院長会議と「COI 問題協議会」を数度に渡って開催いただき，ご理解をいただいた上で公開にたどり着けた。

製薬協で策定をした透明性ガイドラインをもとに，会員会社は自社の「透明性に関する指針」を策定し，2012（平成 24）年度の医療機関等への提供資金等の支払い分を 2013（平成 25）年度の各社の決算終了後に公開した。以降同様に全会員会社が，毎年各社の HP 上で公開を続けている。当然ではあるが公開にあたっては，研究者，医療機関，医療関係者等への十分な説明と同意が必要であることは言うまでもない。

余談ではあるが，公開初年度（2013 年）には，製薬協の会員会社が臨床研究への不適切な関与問題や，薬事法（当時）の広告違反を問われる事案が発覚している。

後に，製薬協はこれらの不適切な関与があったから，自主的に資金の公開を行ったのだといわれるが，先述の通り，公開の検討は 2008 年から始め，2011 年に透明性ガイドラインの策定を行っている。これらの事案が発覚してから検討を開始し，公開をしたのでは，「製薬産業はいつまでたっても不透明な産業」と言われたに違いない。

2013 年当時は世界的に見て，法律での公開を義務付ける国はあっても（実際の公開は数年遅れて実施），一国を揚げて業界団体の自主的な取り決めで提供資金の流れを公開している国は無かった。それだけに製薬協の会員会社による自主的な公開は，世界中から注目をされた。

公開項目は，「A. 研究費開発費等」「B. 学術研究助成費」「C. 原稿執筆料等」「D. 情報提供関連費」「E. その他」の 5 項目となっている。

各社の初年度の公開は，多くは自社の HP 上の公開であったが，数社は「来社閲覧方式」を採用した。その背景には，当時公的機関の情報開示が，現地に赴き「開示請求（身元の確認）」をした上で情報を得る，ということが通例であったこともあり，自社と医療機関，医療関係者にとって大切な情報を提供するためには「来社」していただくとの判断であった。

しかし，「来社閲覧方式」さらには各社の HP の公開画面が印刷できない，医療関係者や医療機関への検索機能が不十分等，公開当初はメディアを中心に「製薬企業，これでも公開か？」等の非難を頂戴した。協会としては，それらの意見に丁寧に対応をおこなっていった。

なお公開当初，「A. 研究費開発費等（以下，A 項目）」は，各社の年間総額のみの公開であったが，日本医師会，日本医学会から，資金提供の大きな部分を占める A 項目こそ詳細な公開（個別の施設名，件数，支払い金額）にすべしとの強い要望もあり，協会内で議論・検討を重ねた。

しかしその後，検討は容易には進まず，当初，A 項目は各企業の将来の成長の源泉となることから，詳細公開は到底できないという意見が大半であった。それでもなお議論を重ねた結果，最終的には，いわゆる基礎研究（非臨床）を除いた，臨床試験（Phase I 以降）であれば公開可能であるという意見集約にたどり着いた。

結果，2016（平成 28）年度からの新規契約分の提供資金については，より詳細に個別公開（施設名，件数，金額）となった。

なお施設名を上げることは，そこの施設が，製薬企業とともにしっかりと産学連携を勧め，透明性の高い新薬の開発に協力いただいている現れであるとこを示す目的でもあった。

臨床研究法との関わり

2018（平成 30）年に施行された臨床研究法の第三十三条において，「医薬品等製造販売者又はその特殊関係者は，

> …特定臨床研究についての研究資金等の提供に関する情報のほか，（中略）その透明性を確保することが特定臨床研究に対する国民の信頼の確保に資するものとして厚生労働省令で定める情報について，厚生労働省令で定めるところにより，インターネットの利用その他厚生労働省令で定める方法により公表しなければならない」

とし，特定臨床研究についての資金提供の公表が義務付けられた。

ここで言う特定臨床研究とは，「製薬企業等から資金提供を受けて実施される当該製薬企業等の医薬品等の臨床研究」のことをいう。

法律での義務化を受け，従来の透明性ガイドラインでの公開で問題が起きないよう，改定を行った（表１）。

具体的には，A 項目の分類の中にこれまでなかった「特定臨床研究」「倫理指針に基づく研究費」等の項目を取り入れ，法律で義務化されている要件を満たすこととした。

なお，臨床研究法施行規則の施行通知 4.（3）法 33 条関係（抜粋）には

> 「日本製薬工業協会「企業活動と医療機関等の関係性の透明性ガイドライン」等の業界団体の自主的ルールに基づく公表情報を法に基づく情報として公表することは差し支えない…（略）」

表1　臨床研究法に対応した透明性ガイドラインの改訂

公開対象	公開項目	公開方法
A．研究費開発費等	特定臨床研究費，倫理指針に基づく研究， 費臨床以外の研究費，治験費，製造販売後臨床試験費， 副作用・感染症症例報告費，　製造販売後調査費	個別
B．学術研究助成費	奨学寄附金，一般寄附金，学会寄附金，学会共催費等	個別
C．原稿執筆料等	講講師謝金，原稿執筆料・監修料， コンサルティング等業務委託費	個別
D．情報提供関連費	講演会費，説明会費，医学・薬学関連文献等提供費	総額
E．その他の費用	接遇等費用	総額

と記された。これまで製薬協が自主的に取り組んできたとこが，間違いがなかったことと，改めて感じた瞬間でもあった。

さらなる透明性の確保には

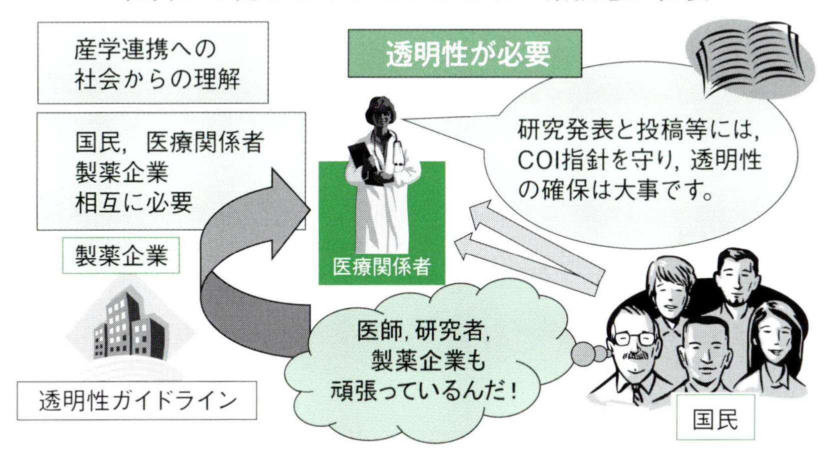

透明性ガイドラインを10年間実施してきて思うことは,

① 公開していること，公開を続けていることが大事（いつでもそこには知りたい情報がある）

② 常に見られていることの緊張感が重要（見られていると，不適切なことは出来ない，考えない）

③ 世間は隠しているから知りたがる（隠しているところに「不適切なお金」が動いている）

ということである。

今後，さらなる透明性の確保を進めるには,「資金を提供する側，受ける側の両者が，同じレベルで情報を公開していくこと」が必要である，と考える。

（田中 徳雄）

■ **参考文献** ■

田中徳雄：臨床研究支援に対する製薬協の取り組み．薬学図書館 60 (3)：219-224，2015.

田中徳雄：第５回 産学連携をより進めるための「透明性の確保」．実験医学 35 (6)：1009-1013, 2017.

田中徳雄：日本製薬工業協会におけるコンプライアンス及び製薬協コード・オブ・プラクティスなど倫理性・透明性向上に係る取組．人事院月報通巻 831 号：2-5, 2018.

田中徳雄：日本製薬工業協会における倫理性・透明性向上に係る取り組み．『製薬と日本社会』(奥田純一郎，深尾立共編)：上智大学出版，東京都千代田区，2020 年，46-53.

田中徳雄：製薬業界の今日的な動向とその背景．『未来を読む、医療経営白書 2022』：医療経営白書編集委員会，株式会社日本医療企画，東京都中央区，2022 年，106-118.

研究の企画，立案と実施

- 研究の企画と実施，研究終了後の研究成果公表における国際標準的な利益相反への対応について概略する。
- 大学・研究機関に所属する**医師・研究者は研究開始前から企業・団体**と密接な関係がある場合が多く，定期自己申告により個人としての利益相反が事前に機関により管理されている必要がある。
- 研究成果の学会や論文公表における利益相反開示はそれぞれの規則に従って積極的に開示する。開示が不十分であると国際的には研究不正と認識される。
- 利益相反を機関と被験者に正確に開示している場合には，利益相反への説明責任は基本的に機関にある（機関責任）。
- 大学・研究機関の組織的な産学連携が国際的に活性化されてきたために，日本でも組織としての利益相反管理体制の構築が必要となっている。

研究の企画と実施

研究計画書（プロトコル）作成時においては，使用する研究費を明確に記載する必要がある。運営費交付金，科学研究費，厚生労働科学研究費，日本医療研究開発機構委託研究開発費，その他公的研究費，寄附金（研究助成金），共同研究費，受託研究費，アカデミア主導型臨床研究費等があり，それぞれのルールに従って利益相反管理を行う。

研究に係る個人と組織の利益相反及び収益等，研究者等の特許等の知的財産について，プロトコルに正確に記載する。研究に用いられる医薬品・医療機器・食品等の関係企業との関係等を正確に記載する。無償提供されている場合は，契約の有無を含めて開示する。

研究に関する業務を一部委託する場合，業務内容と委託先との経済的関係もプロトコルに記載する。研究の共同研究機関あるいはそれ以外の研究機関への試料・情報等の提供に関しても，研究計画書や説明文書に記載する必要がある。特に利益相反のある営利団体等への提供には注意が必要で，ビッグファーマなどの製薬企業は試料・情報等の提供を要求してくる場合が多い。

利益相反を回避して研究を公正に実施するために以下の対応がある。

① 利益相反のある研究者は直接にデータ解析に参加しないで，利益相反のない医学研究者・医師が解析する。

② 利益相反のない医学研究者・医師による効果安全性評価委員会の設置。

③ モニタリング及び監査の実施，

④ 臨床試験登録（UMIN 等）による情報公開。

自らの特許を元にベンチャー等を立ち上げて臨床試験を行う場合には，利益相反のない研究者・医師に臨床研究責任者を依頼するほうが第三者性を担保できてバイアスを防ぐことができる。

具体的なプロコル開示例：

本研究に関係する○○○は，それぞれ△△製薬（株），□□薬品（株），××工業（株）が市販している医薬品である。

本研究は，A 大学と○○○を販売している△△製薬（株）との共同研究契約（本研究の研究責任者である B 教授が研究代表者）により実施する。財源として共同研究経費を使用する。

B 教授は，本研究とは別に締結される A 大学と△△製薬（株）との学術指導契約において，指導担当者となっている。

本研究における利益相反については，世界医師会ヘルシンキ宣言及び人を対象とする生命科学・医学系研究に関する倫理指針（文部科学省，厚生労働省，経済産業省）において，研究対象者への資金提供，スポンサー，利益相反に関する十分な説明と研究計画書への記載が求められていることを踏まえ，研究計画書及び研究対象者への同意説明文書にも記載するものとする。

A 大学の研究者等の利益相反は，A 大学利益相反マネジメント委員会が管理する。

同意説明文書への利益相反の開示

研究計画書同様に，関係企業との関係等の詳細を同意説明文書（インフォームドアセントを含む）にわかりやすく記載する。研究開始前に得られた既存資料や試料の場合に HP 等に利用目的等の公開が必要であるが，この場合にも利益相反の開示が望ましい。具体的な開示例は以下の通りである。

- 本研究は，△△△株式会社との共同研究契約に基づき受入れた研究費を使用し，△△△ 株式会社が製造販売する薬剤○○（一般名：□□□）の効果の検討を目的に実施します。本研究の研究責任医師である A 教授は，△△△株式会社からの講演料を得ています。
- 本研究は，国立研究開発法人日本医療研究開発機構委託研究費（研究代表者：D 教授，研究課題名「×××に有効な機器の開発」）を使用し，▲▲株式会社が製造する試験機器 ●●の効果の検討を目的に実施します。本研究の研究分担医師である E 准教授は，試験機器●●に係る発明者です。
- 本研究は，株式会社◇◇◇との共同研究契約に基づき受け入れた研究費を使用し，株式会社◇◇◇が製造販売するサプリメント○○▲の効果を検討します。
- 本研究は，科学研究費補助金（研究代表者：J 教授，研究課題名；「●●●に関する病態解明」）を使用し，通常診療の範囲内にて実施します。研究責任者である J 教授は，本研究で対象とする薬剤◆×の製造販売元である株式会社◆◆◆から，講演による報酬を得ています。

研究成果の学会・論文公表

学会や論文公表における研究成果の利益相反開示は，それぞれの規則と基準に従って開示する必要のある項目をすべて開示する。論文発表の利益相反の開示は，投稿時に査読者と出版社へ開示すると同時に，投稿論文の本文と文献の間に記載することが多い。論文内容の正しい評価のために，査読者，出版社，読者に利益相反があることを開示する必要がある。日本では一般的ではないが，欧米の雑誌では関係している特許も開示することが一般的である。著者が特許を所持している研究では，無意識のバイアスがかかる可能性があるためである。

産学連携が主務であることから，「利益相反はない」のは必ずしも好ましくない。製薬会社主催の講演会で，講演者が「利益相反はない」と言っているのは正しい開示ではない。特に国際学会や英文論文発表での開示は注意が必要で，開示されていない場合には研究不正と認定される可能性がある。米国では利益相反開示違反は処罰されることがあり，著名な研究者が研究機関から罷免された例も存在する。米国でも日本でも医師・研究者の個人収入等を一般公開するWEBサイトが存在している。

学会発表開示例）

本講演に関する利益相反開示　　発表者名：〇〇〇〇

演題発表に関連する研究に関して開示すべきCOI関係にある企業（3年間，10万円以上）

研究に関して開示すべきCOI関係にある企業（3年間，10万円以上）

　受託研究・共同研究費：A製薬，B工業

　学術指導契約：A製薬，C製薬，B工業

　奨学寄付金：A製薬，D薬品

　講演・原稿料等：B工業，C製薬，D薬品

日本語総説発表開示例）

COI開示：ランチョンセミナーはA製薬の援助を得て開催され，その講演内容に関して著者が企業等と相談することなく自身の考えとしてまとめた総説である。本総説内容に関連して著者はA製薬，B薬品，C工業，D社から研究費（共同研究，学術指導）を得ている。また過去3年間にA製薬，B薬品，C工業，D社，E社，F社から講演謝金・原稿料を得ている。

英文原著論文開示例）

DISCLOSURE；This study was funded by A Pharmaceutical

Co., Ltd. The principal investigator and corresponding author received research grants from B Pharma, C Company, D Pharma, and E Pharmaceutical Company. In the last 3 years, the author received honoraria from manufacturers of similar drugs, including B Pharma, C Company, and D Pharma. The contents regarding all aspects of the review were provided by all the academic authors without consulting with the pharmaceutical companies.

利益相反マネジメント事例

事例１　多施設共同臨床研究で実施する医薬品の前向きコホート研究（図１）

Y 大学が総括機関である多施設共同研究で，製薬企業 X が依頼元となり，医薬品開発業務受託機関（CRO；Contract Research Organization）と業務委託契約を締結する。各研究施設，CRO 及び治験施設支援機関（SMO；Site Management Organization）は三者間契約を締結し，CRO が主体となり研究を実施する。総括施設である Y 大学の研究責任者の A 准教授と研究分担者の B 教授は当該製薬企業から兼業による個人収入がある事例である。

このような事例では，以下のような実施条件が想定される。総括施設の Y 大学，CRO 及び SMO との間で，2 社に個人情報やデータについて適切な保護管理措置をとるよう義務づけた研究契約を個別に締結することが必須である。総括施設の Y 大学は所属する研究責任者に対して，成果等の取扱いに関して企業と事前に協議し，論文投稿・学会発表等における兼業による個人収入に関して COI 開示を行い，研究成果のプロモーション使用には査読のある論文等を用いるなど指導する必要がある。さらに研究成果報告書の作成や発表においては，企業からのバイアスがあるかのように疑われないように留意し，研究対象者の個人情報の管理に責任を負い，兼業規程を遵守して兼業を行い，インサイダー取引などを行わないように指導する。A 研究責任者は他施設の共同研究者に COI 管理の注意を促す必要がある。研究代表者

課題名：『・・・に関する前向きコホート研究』（多施設共同臨床研究）

研究責任者：A 准教授，研究分担者：B 教授　他

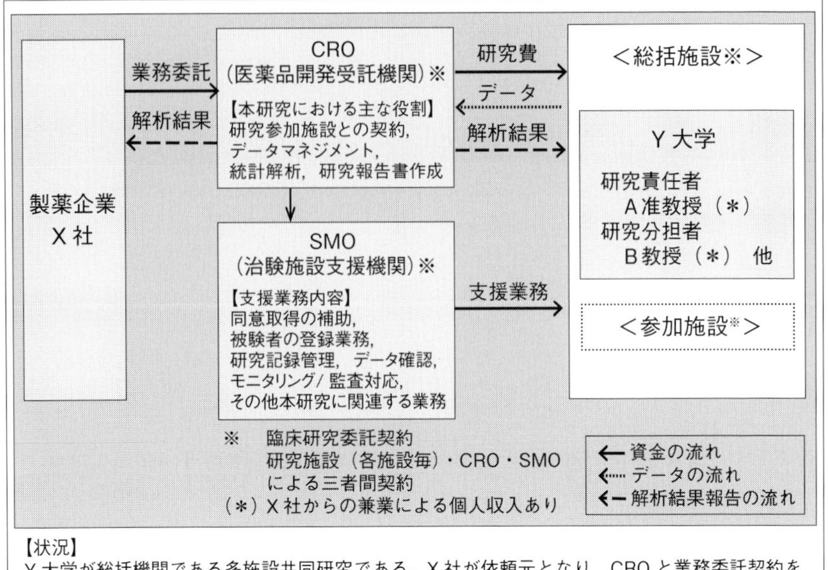

【状況】
Y 大学が総括機関である多施設共同研究である。X 社が依頼元となり，CRO と業務委託契約を締結する。
また，研究施設，CRO 及び SMO は三者間契約を締結し，本研究を実施する。Y 大学の研究責任者 A 准教授と研究分担者 B 教授は，X 社から兼業による個人収入がある。

図１　事例１：多施設共同臨床研究で実施する前向きコホート研究例

と分担者は，臨床研究実施中には当該製薬企業の株式を売買しないほうが安全である。

事例２　共同研究員の派遣による健康機器の開発（図２）

X 大学と Y 機器メーカーとの共同研究契約のもと，研究費を受入れて実施する健康機器の開発研究の事例である。Y 機器メーカーからは，共同研究契約に基づき，共同研究員の派遣があり，X 大学の研究分担者には，本務が他機関である非常勤講師 C が含まれている。非常勤講師 C は研究開始当初には X 大学が主所属であったが，本研究の実施途中に所属が変更になっている。

このような事例の実施条件として，X 大学と A 研究責任者は研究の論文

課題名：『ＸＸによる測定及び●●●との関連研究』

研究責任者：Ａ教授　研究分担者：Ｂ准教授　他

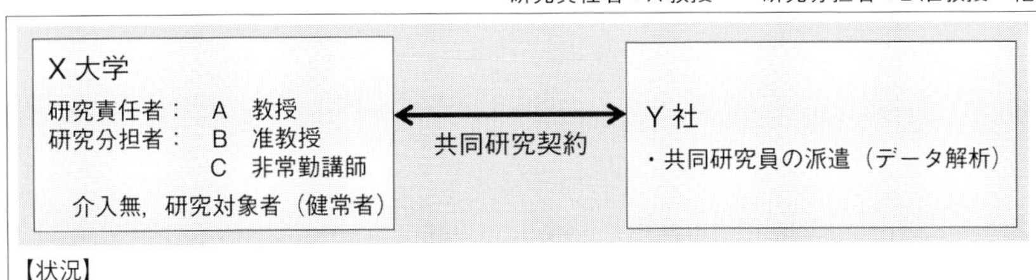

【状況】
Ｘ大学とＹ社との共同研究契約のもと，研究費を受入れて実施する。Ｙ社からは，共同研究契約に基づき，共同研究員の派遣がある。また，Ｘ大学の研究分担者には，本務が他機関である非常勤講師が含まれている。非常勤講師については，研究開始当初，Ｘ大学が主所属であったが，本研究の実施途中に所属が変わったものである。

図2　事例2：共同研究員の派遣による医療機器の開発例

投稿及び学会発表等に際しては，研究分担者のうち学外の就労先がある非常勤講師について，すべての就労先法人を開示することが必要である。民間等共同研究員に研究のデータ解析を担当させるにあたっては，X大学が元データの管理を行い，解析の正確性及び検証可能性を確保するよう留意するとともに，個人情報の保護及びデータの取扱いの適正性の確保について，十分に指導を行うことも必要である。また，研究期間中に監査を受けることが望ましい。その他，事例1と同様に，成果等の取扱い，論文投稿・学会発表等におけるCOI開示，成果のプロモーション使用の注意，多施設共同研究のCOI管理，研究成果報告書の作成や発表における企業からのバイアス，研究対象者の個人情報の管理，インサイダー取引などに注意を促す必要がある。

事例3　アカデミア主導臨床研究契約による多施設共同臨床試験（図3）

奨学寄附による臨床研究は多くの不祥事を起こしてきた。そのため，企業とアカデミアが寄附ではなく契約を締結した上で臨床研究を推進する必要がある。多施設共同臨床研究の場合に通常の共同研究契約では不便な場合が多く，多くの症例数を集めるにはCROに一部の業務を外部委託する必要がある。図3に示すように，製薬企業と多施設共同研究の総括施設が受託契約

奨学寄附からアカデミア主導臨床研究契約へ

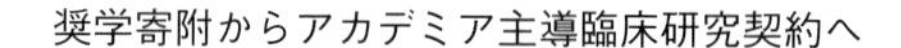

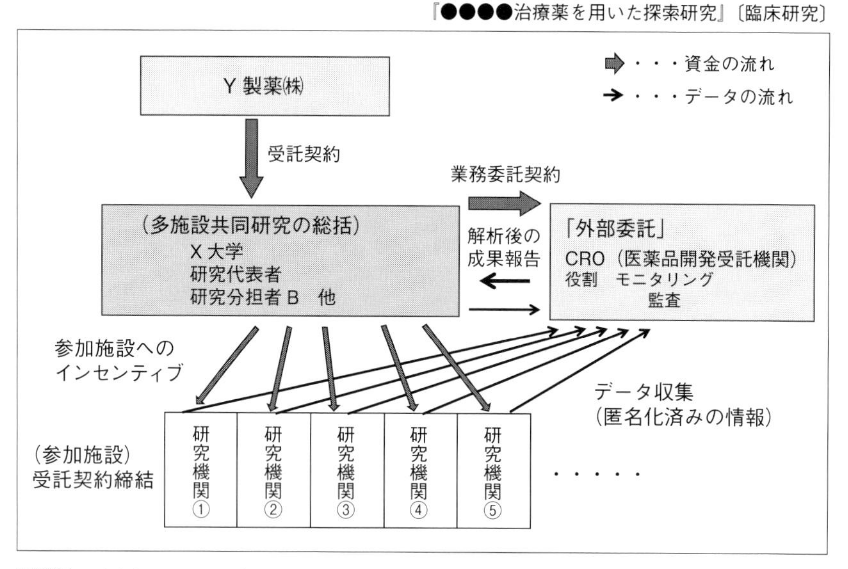

図3　事例3；アカデミア主導臨床研究契約

を結び臨床研究を実施する。治験と同じ内容の研究をアカデミア主導で実施でき，多くの大学・研究所で導入が進められている。臨床研究法の対象になる研究課題である。

東北大学における利益相反管理

医師・研究者を対象とした利益相反マネジメントは総合的に実施する必要がある。各大学・研究機関の取組み等に異差があることから，東北大学における対応を例に大学・研究機関における COI マネジメントを紹介する。東北大学の利益相反管理は米国標準で設計されている。

東北大学では，産学官連携ポリシーにおいて産学官連携活動を教育・研究に次ぐ「第三の使命」と位置づけ，大学が組織としてこれを行うことを表明している。産学官連携活動を推進するにあたり，利益相反（Conflict of

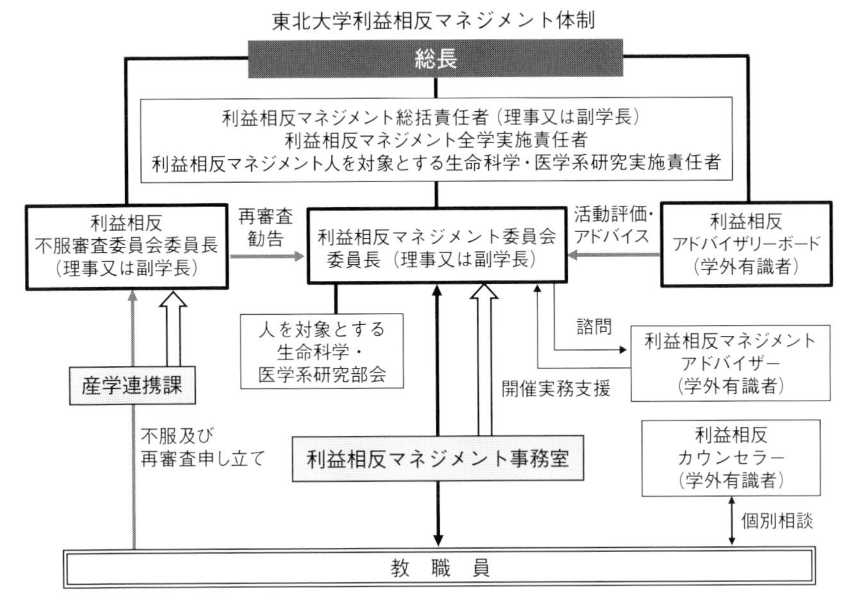

図4　東北大学利益相反マネジメント体制

Interest：COI）は必然的に生じてくるものであり，その存在を認識したうえで，大学の教育・研究に弊害をもたらしたり，大学の公正（Integrity）を損ねたりしないようマネジメントすることが重要であるといった一貫した考えのもと，利益相反マネジメントを実施してきた。また，制度導入に際しては，学内の理解を得ることを第一義とし，2005年度の制度導入から2009年に利益相反マネジメント規程を施行するまで，啓発による制度の浸透を優先した。その結果として，学内教職員による理解度は高く，定期自己申告は例年ほぼ100％に近い提出率となっている。

図4に示すように，東北大学本部にて一元管理型の利益相反マネジメントを実施している。利益相反マネジメント委員会では，担当理事を委員長とし，全学教職員からの利益相反自己申告を対象に審査し，特に，人を対象とする生命科学・医学系研究については，専門の委員会である「人を対象とする生命科学・医学系研究部会」を経て，利益相反マネジメント委員会にて審査を行う。利益相反マネジメントでは，学外有識者の意見を委員会に適切に

反映させる仕組みを設けることが重要であり[1)]，利益相反マネジメント委員会に学外委員を含む構成としている。さらに，利益相反マネジメント全般に対して，学外有識者からの評価，アドバイスを受ける利益相反アドバイザリーボードを設置し，利益相反マネジメントを進めている。教職員からの相談やヒアリング等については，利益相反カウンセラーである外部専門家（弁護士）が対応している。相談やヒアリング対象になった研究者の多くが外部専門家のコンサルテーション制度を高く評価している。

教職員が利益相反マネジメント委員会の審査結果に不服がある場合は，不服審査委員会に申し立てを行う再審査制度がある。審査結果に対し不服があるケースについては，趣旨を十分に説明し，理解が得られるように対応している。利益相反マネジメント全体の支援業務は，専任組織として設置された利益相反マネジメント事務室において実施しており，その内容は，教職員からの申告受付，申告情報の一元管理，調査，委員会資料の取りまとめ，審査案の作成，教職員の相談窓口，利益相反マネジメントに関する国内外の情報収集等である。以上のように，制度導入以来，学内一元管理を行うことで，申告から審査における対応の一貫性，利益相反マネジメントに関するノウハウや事例の蓄積を行ってきた。また，担当部署を明確に示すことで，学内の教職員に対し，相談しやすい環境を提供してきた。

米国では著名な大学・研究機関は組織としてのCOIマネジメントが普及しているが，日本では産学連携が深化していないためにその重要性が十分に理解されていない。2020年に「日本医学会 COI管理ガイドライン」の一部が改定されて，組織COIの概念説明，米国大学における組織COIの取組，ICMJE（医学雑誌編集者国際委員会）のCOI disclosureの組織COIに関しても記述されるようになった。

利益相反マネジメントにおいては，一定基準以上の金銭的基準（Significant Financial Interest：SFI）を設け，それを超える外部収入を持つ教員や研究者を潜在的利益相反の状態にあるとして，マネジメントとするといった手法がとられている。SFIの基準金額は文部科学省「臨床研究の利益相反ポリシー策定に関するガイドライン」（2006年：曽根三郎委員長）と臨床研究法に準拠して東北大学として決めている。SFIの把握は，利益相反自己申告書により行う。潜在的利益相反（Potential COI）が，推定的利益相反（Appearance COI）や顕在的利益相反（Actual COI）にならないよう，また

表1 東北大学における産学連携による研究費受け入れ

区　分	共同研究	受託研究	アカデミア主導型臨床研究	寄附金を使用した自主研究	学術指導
大学と企業等との研究等契約の有無	有（共同研究契約）	有（受託研究契約）	有（アカデミア主導型臨床研究契約）	無	有（学術指導契約）
研究等で得た知的財産の取扱	本学に機関帰属（発明規程により定める）持分に関しては，別途契約により定める。	本学に機関帰属（発明規程により定める）持分に関しては，別途契約により定める。	本学に機関帰属（発明規程により定める）持分に関しては，別途契約により定める。	本学に機関帰属（発明規程により定める）	本学に機関帰属（発明規程により定める）持分に関しては，別途契約により定める。
研究成果の公表	企業等と協議により定める	企業等と協議により定める	企業等と協議により定める	学会発表や論文発表により広く公開（公開後において，企業等へ同様の成果を報告することは可能）	企業等と協議により定める
経費等受入れの種類	共同研究経費	受託研究経費	受託研究経費	寄附金	学術指導料
間接経費	30%	30%	10%	10%	10%
担当部署	研究推進部産学連携課	研究推進部産学連携課	病院研究協力係	研究推進部産学連携課	研究推進部産学連携課
備考			・研究成果（知的財産を除く。データや解析結果を含む。）は大学に帰属することを明記		・臨床研究の実施不可

Appearance COI となった際に適切な方法にて対応したことを社会に対し説明できるよう実施するのが利益相反マネジメントの目的である[2]。研究課題に係る利益相反自己申告のみでなく，出資をしてベンチャー企業の取締役に就く等の産学官連携を行う際には，事前申告を得て，利益相反マネジメントを行っている。なお，利益相反マネジメントは，研究環境の変化や社会情勢等に適合させるため，適宜，制度や手法の改訂や見直しを行っていく必要がある。

東北大学における企業等からの研究費の受入れ区分を示す（表1）。各大学・研究機関によって区分と対応はかなり異なる。寄附講座や寄附金を受領し臨床研究を行う場合は研究契約を依頼する場合もある。学術指導契約では臨床研究は不可としている。研究費の受入れについては，研究計画書及び説明文書への記載，研究結果の公表時の開示が必要である。寄附金を受け入れた研究責任医師，研究分担医師の臨床研究における役割に制限はないが，利益相反カウンセラーと面談してもらうこともある。

a) 個人としての利益相反マネジメント

東北大学では，全学を対象とした個人としての利益相反自己申告により定期的に教職員と法人等との経済的利害関係及び産学官連携活動等の利益相反情報を把握，管理し，申告内容に基づく利益相反マネジメントを年に1回実施している（図5）。定期自己申告の利点は，大学として教員の主務である産学連携活動を年度ごとにファイリングできる点である。

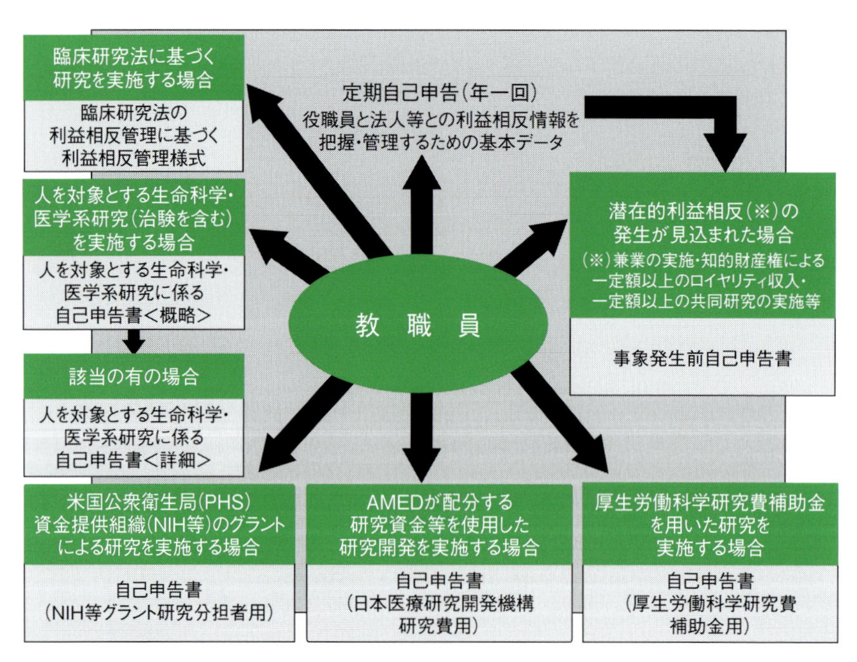

図5　定期自己申告とその他申告との関係

b) 組織としての利益相反マネジメント

「組織としての利益相反マネジメント」への対応については，大学等研究機関における課題となっていた。東北大学においても，産学官連携の深化，成果の創出に向け，学内体制を充実させるための次の目標として位置づけていたが，2013年に官民イノベーションプログラム実施機関として採択され，出資事業を開始し，組織としての利益相反のあらゆる事象に対応できる利益相反マネジメントの体制構築が急務となっていた。

このような状況の中，文部科学省産学官連携リスクマネジメントモデル事業（利益相反マネジメント）（2015年度，2016年度実施）において，組織としての利益相反マネジメントモデルの構築を事業の一環として進め，学内における検討及び外部専門家による助言を受け，組織としての利益相反マネジメント制度の実施要領を立案した。その後，利益相反マネジメントポリシー及び規程の改正（2017年6月）を経て，10月より「組織としての利益相反マネ

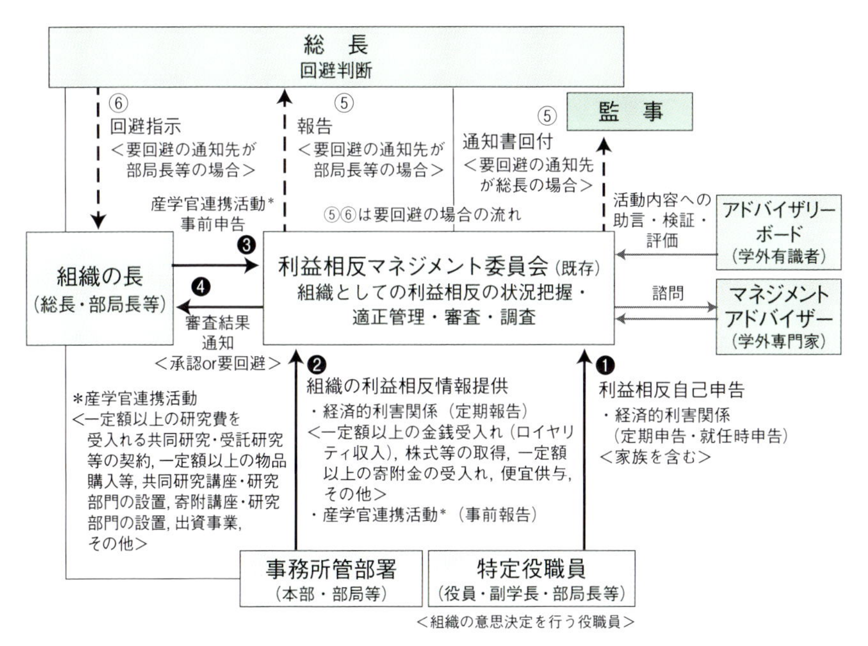

図6 東北大学における組織としての利益相反マネジメント実施体制

ジメント」の運用を開始した。

組織としての利益相反マネジメントと個人としての利益相反マネジメントは内容を分けることが難しい場合が多く，情報の共有が必要になること，また，東北大学では既存の利益相反マネジメント委員会に外部委員を含んでいることから，「組織」や「個人」で分けない体制とした（図６）。

対象は，①大学組織と企業等との経済的利益に関する情報，②大学組織の意思決定を行う役職員（特定役職員）と企業等との経済的利益に関する情報及び③大学組織として実施する産学官連携活動等に関する情報であり，大学組織または大学組織の意思決定を行う役職員と経済的利益関係にある企業等との組織的な産学官連携活動等の実施を機関決定する前に実施部局等から申告を得る。事務所管部署，特定役職員及び組織の長からの①～③の情報及び申告は，利益相反マネジメント事務室へ提出を受け，データの管理を行っている。

組織としての利益相反マネジメントについても個人と同様に，事象を収集し，事例を把握しながらマネジメント手法の構築を進めているところである。

c) 臨床研究法の対象となる研究

臨床研究法施行規則第 21 条に基づき，研究責任医師，研究分担医師，統計的な解析を行うことに責任を有する者，研究計画書に記載されているものであって当該臨床研究をすることによって利益を得ることが明白な者が自己申告の対象である。表２に臨床研究法における利益相反管理基準を示す。管理基準が明確な点が特徴である。なお，本学では，研究責任医師の所属分野の長の申告（研究に参加していない）について任意としている。利益を得ることが明白な者の中には公開株を所持している研究者も含まれると考えている。

利益相反管理基準（様式 A）

【基準 4】

（1）寄附講座所属（専任）

（2）前年度または当該年度に合計 250 万円以上の個人収入を得ている

（3）役員に就任

（4）株式保有（新株予約権を含む）

公開株式 5%以上，未公開株 1 株以上，新株予約権 1 個以上

（5）当該研究の医薬品等に関する知的財産権に関与

1．研究責任医師・研究代表医師

基準 4．当該研究に関わりのある企業等との関係で（1）～（5）に該当する場合，研究責任医師から外れる。

基準 5．（1）～（5）に該当しているが，研究責任医師として研究に関与する場合

データ管理，効果安全性評価委員会への参画，モニタリング，統計・解析に関与する業務に従事しない。研究期間中に監査を受ける。

基準 6．配偶者，一親等の親族が（2）～（5）に該当している場合

データ管理，効果安全性評価委員会への参画，モニタリング，統計・解析に関与する業務に従事しない。

基準 8．研究に関わりのある企業等の研究者が研究に関与する場合

原則として企業等の研究者に被験者のリクルート，データ管理，効果安全性評価委員会への参画，モニタリング，統計・解析に関与する業務には関与させない。

2．研究分担医師

基準 7．（1）～（5）に該当する場合

データ管理，効果安全性評価委員会への参画，モニタリング，統計・解析に関与する業務に従事させない。関与させる場合は，研究期間中に監査を受ける

3．研究責任医師・研究分担医師共通

基準 1．研究計画書，説明同意文書における利益相反開示，研究結果公表時の開示

基準２．研究資金の提供を受ける場合は，契約締結を行う
基準３．申告の必要な事項が新たに生じた場合は，申告書の提出をする。定期報告時に最新状況を報告する

厚労省が作成した様式「研究者利益相反自己申告書」（様式C）を用いて，「東北大学における臨床研究法に基づく利益相反管理ガイドライン」に基づき，申告を実施する（図７）。

申告対象者は，研究責任医師が作成した「利益相反管理基準」（様式A）及び「関係企業等報告書」（様式B）を基に，「研究者利益相反自己申告書」（様式C）を作成し，利益相反マネジメント事務室へ提出する。利益相反マネジメント事務室では，「研究者利益相反自己申告書」（様式C）の内容について，所属部局の担当係へ事実確認を行う。事実確認を行った結果，「研究者利益相反自己申告書」（様式C）に該当がない場合は，利益相反マネジメント事務室にて「利益相反状況確認報告書」（様式D）を作成し，研究責任医師へ送付する。「研究者利益相反自己申告書」（様式C）に該当があった場合は，利益相反マネジメント委員会において研究計画書の内容と併せて確認を行う。利益相反マネジメント委員会では，申告内容に応じて，「利益相反状況確認報告書」（様式D）に助言を付して研究責任医師へ通知する。

臨床研究法は研究開始時以外に定期報告への対応が必要である。研究責任医師は，原則として実施計画を厚生労働大臣に提出した日から起算して一年ごとに，当該期間満了日より２カ月以内に認定臨床研究審査委員会に定期報告を提出する必要がある。「研究者利益相反自己申告書」（様式C）の事実確認には一定程度の時間を要すること，また，「研究者利益相反自己申告書」（様式C）に該当した場合は利益相反マネジメント委員会による確認を要するため，同法の規定する締切までに全ての案件の確認が必要である。特に，多施設共同の分担施設として参加している場合には，代表施設から確認依頼がなされたら速やかに，利益相反管理様式を提出することが重要である。

様式BとCに記載されている詳細な個人情報を含む産学連携活動は機関のみが確認するので，COIに関する東北大学の説明責任が発生する。そのために様式Dは機関の長名で研究者に返却している。

表2 臨床研究法における利益相反管理基準

	臨床研究管理基準	対象
基準 1	研究計画書，説明同意文書における利益相反開示，研究結果公表時の開示	研究責任医師，研究分担医師等臨床研究法の利益相反管理の対象者
基準 2	対象薬剤製薬企業等から研究資金等の提供を受ける場合は，法32条に基づき契約締結を行う	研究責任医師
基準 3	申告の必要な事情が新たに生じた場合は，申告書の提出をする。定期報告時に最新状況を報告する	研究責任医師，研究分担医師等臨床研究法の利益相反管理の対象者
基準 4	利益相反の申告年度及びその前年度において，以下のいずれかに該当する者は，原則として，研究責任医師にならないこと。 ①対象薬剤製薬企業等の寄附講座に所属し，かつ当該対象薬剤製薬企業等が拠出した資金で給与を得ている。 ②対象薬剤製薬企業等から，年間合計 250 万円以上の個人的利益を得ている。 ③対象薬剤製薬企業等の役員に就任している。 ④対象薬剤製薬企業等の一定数以上の株式保有（公開株式にあっては 5%以上，未公開株にあっては 1 株以上，新株予約権にあっては 1 個以上） ⑤臨床研究に用いる医薬品等（医薬品等製造販売業者が製造販売し，又はしようとするものに限る。）に関する知的財産権に関与している。	研究責任医師
基準 5	基準 4 の①～⑤の要件に該当する者が研究責任医師となる場合には，研究期間中に監査を受けること。ただし，この場合であってもデータ管理，効果安全性評価委員会への参画，モニタリング及び統計・解析に関与する業務には従事しないこと。	研究責任医師
基準 6	研究責任医師は，生計を同じにする自身の配偶者及びその一親等の親族（親・子）が，基準 4 の②～⑤のいずれかに該当する場合，データ管理，効果安全性評価委員会への参画，モニタリング及び統計・解析に関与する業務には従事しないこと。	研究責任医師
基準 7	研究分担医師は，基準 4 の①～⑤のいずれかに該当する場合，データ管理，効果安全性評価委員会への参画，モニタリング及び統計・解析に関与する業務には従事しないこと。	研究分担医師
基準 8	研究責任医師は，対象薬剤製薬企業等に在籍している者及び過去 2 年間在籍していた者が研究に従事する場合，原則としてこれらの者に被験者のリクルート，データ管理，効果安全性評価委員会への参画，モニタリング及び統計・解析に関与する業務には従事させないこと。ただし，必要がある場合には，データ管理又は統計・解析に関与する業務には従事させて差し支えないが，その場合，研究期間中に監査を受けること。	研究責任医師

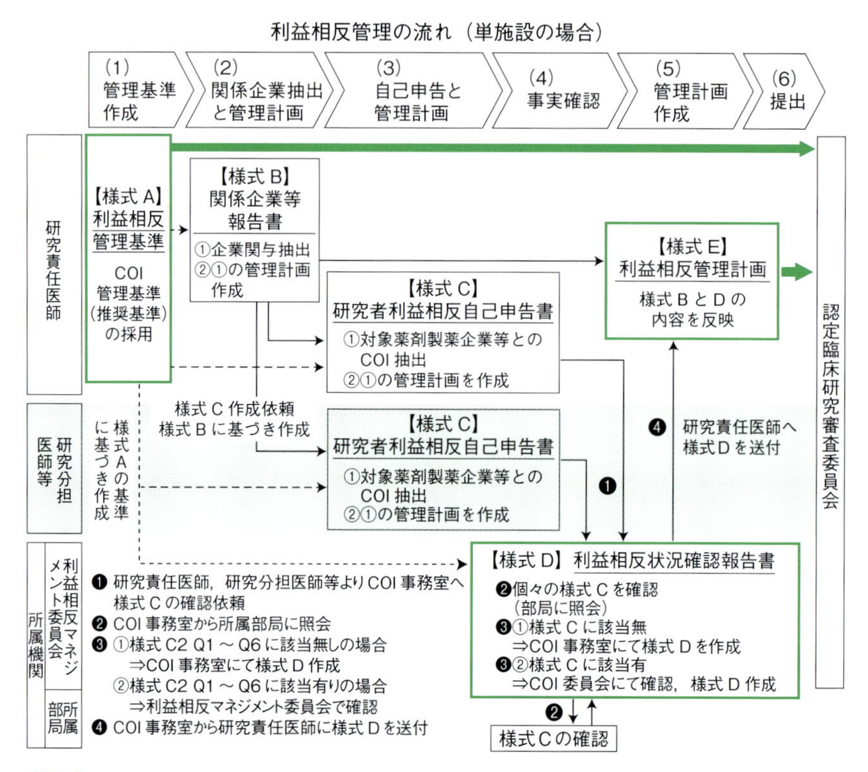

図7　臨床研究法に基づく利益相反管理フロー図（東北大学）

（「臨床研究法における臨床研究の利益相反管理について」（平成30年11月30日医政研発1130第17号厚生労働省医政局研究開発振興課長通知）別添1図1を基に作成（東北大学利益相反マネジメント事務室））

d) 今後の展望

2005年の制度導入以来，実務に基づくマネジメント手法を確立してきた[3]。最近の産学連携の新しい動向としてオープンイノベーション，共同研究講座，マッチングファンド，出資事業，クロスアポイントメント，社会人ドクターの参画，個人情報保護法（共同研究における要配慮個人情報保護など），クラウドファンディング，企業等への施設・設備等の貸与などが進行している。今後は，組織としての利益相反マネジメント事例の蓄積が重要な課題となっている。産学官連携により不可避的に発生する利益相反をはじめとしたリスクをマネジメントすることにより，大学自体のインテグリティを維持・

確立し，研究者の名誉・信頼を組織的に守ることは，産学官連携活動を加速するために不可欠である[4)]。

利益相反マネジメントは，研究費獲得のための重要な要素としても位置づけられおり[5)]，また，「臨床研究法」や「人を対象とする生命科学・医学系研究に関する倫理指針」において規定されているように，研究活動を行うために研究者の所属機関における組織的な対応が求められている。産学官連携活動の推進において，利益相反マネジメントは研究者個人だけでなく，大学としても非常に有益であり，その必要性はますます求められている。

（谷内 一彦，川嶋 史絵）

■ 文献 ■

1）文部科学省：利益相反ワーキング・グループ報告書 18，2002

2）東北大学：東北大学利益相反マネジメント 平成 24 年度活動報告書 24-25，2013

3）東北大学：「利益相反マネジメントマニュアル」，「事例集」（利益相反マネジメント東北大学モデル）．平成 27 年度・平成 28 年度文部科学省産学官連携支援事業委託事業「産学官連携リスクマネジメントモデル事業（利益相反マネジメント）」http://www.bureau.tohoku.ac.jp/coi/model/

4）文部科学省・経済産業省：産学官連携による共同研究強化のためのガイドライン 23-31，2016.

5）国立研究開発法人日本医療研究開発機構：研究活動における利益相反の管理に関する規則．2016

診療ガイドライン策定

- CPG（診療ガイドライン）の適切な活用には，よりよい患者ケアのための意思決定要因を統合したEBM（エビデンスに基づく医療）の適切な理解が鍵となる。
- 現在，CPGはエビデンスを尊重しつつ他の要因を考慮した総合判断で推奨が決定されている。CPG策定においては，策定に関わる組織の透明性を高めようとする姿勢が非常に重要である。また，CPG策定においてはCOIへの配慮・対応が必要だが，最新の評価の結果CPGのCOI関連項目は不十分であることが報告されており，これは大きな課題である。CPGが社会的信頼を得るために，COIの透明性向上を目指すことが大切である。

EBMと診療ガイドライン

診療ガイドライン（clinical practice guidelines：CPG）におけるエビデンスの扱いは個々の研究結果だけでなく，システマティックレビュー（systematic review：SR）から得られる「エビデンス総体（body of evidence）」が重視される[1)]。CPGは疫学的な手法による臨床研究の結果であるエビデンス総体をもとに，後述する重要な要因を総合的に考慮して推奨（recommendations）を決定する。厳密に作成されたCPGであっても，個々の臨床場面における意思決定を一つに限定するものではないこと，すなわちCPGには直接的な拘束力がないことを理解し，臨床医にはそれを慎重に活用していく姿勢が求められる[2)]。

CPGの適切な活用には，まずエビデンスに基づく医療（evidence-based medicine：EBM）の適切な理解が鍵となる。1991年にカナダの臨床疫学者Guyattが提唱したEBMは[3]，質の高い医療を求める社会的な意識の高まりとともに臨床の場に広く普及した。EBMはしばしば「臨床家の勘や経験ではなく，科学的根拠（エビデンス）を重視して行う医療」と説明されるが，EBMを提唱したHaynesらは「現時点の最良の臨床研究によるエビデンス」，「医療者の熟練」，「患者の価値観」，そして「患者の臨床的状況と置かれた環境」をよりよい患者ケアのための意思決定の要因として挙げ，EBMはこれらの要素を統合したものと定義している[4]。すなわち，研究による「エビデンス」と，臨床家の総合判断による実践である「EBM」は同義ではない。大規模臨床試験の結果としての「エビデンス」だけで「EBM」が確定し，臨床現場の判断が自動的に決まるわけではない。Haynesらが強調する「エビデンスが決めるのではなく，人間が（総合判断で）決める」（“Evidence does not make decisions, people do”[5]）という言葉はEBMの本質と言える。EBMは医師を想定したmedicineから始まり，現在は医療職すべてをカバーするエビデンスに基づく実践（evidence-based practice：EBP）として広く普及している。

信頼される（trustworthy）診療ガイドラインに向けて

以前のCPGでは研究によるエビデンス以外の要因の考慮が必ずしも十分ではなかったが，現在の作成法ではエビデンスを尊重しつつ，他の要因を考慮した総合判断で推奨が決定されている。臨床現場では無批判にCPGを利用するのではなく，EBMの4要素に立ち戻り，個別の患者に慎重に適用し活用することで（推奨を「行わない」という選択も含めて），より良い医療判断に役立てることが求められる。

米国医学研究所は“Clinical Practice Guidelines：We Can Trust”において，信頼される（trustworthy）CPGの要件として以下を挙げている[6]。

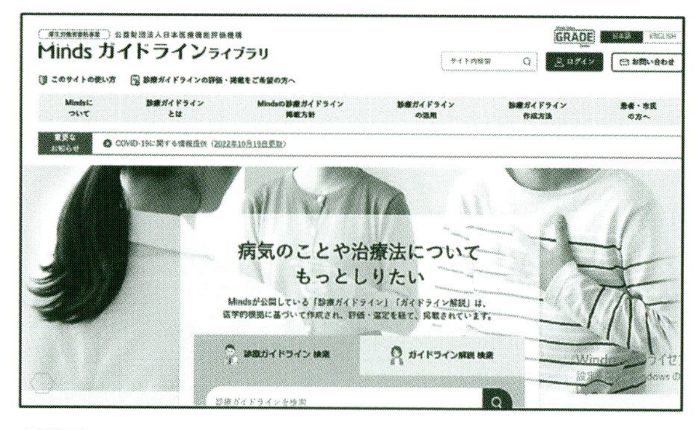

図1　Mindsガイドラインアプリの画面

厚労省がEBMの手法を用いた診療ガイドライン作成に着手したことを受けて，日本医療機構評価機能(Minds)も情報提供することで，国内の起点となっている。

（筆者提供）

① 既存のエビデンスのSRに基づく
② 専門家や関連組織の代表者など，知識のある学際パネルによって作成される
③ 患者の中で特に重要な患者グループや患者の希望を適宜考慮している。
④ 歪曲や偏り，利益相反（conflict of interest：COI）を最小化する明示的で透明性の高い過程に基づく
⑤ ケアの選択肢とアウトカムの関係を論理的・明示的に説明し，エビデンスの質と推奨の強さの両方を段階づける
⑥ 重要な新エビデンスが現れたら適宜，推奨の更新を考慮する

日本では1999年に厚生省（現・厚生労働省）がEBMの手法を用いたCPG作成に着手した。2002年から日本医療機能評価機構Mindsが，CPGや関連情報，一般向け解説などを提供すると共に，CPG策定者向けの情報を提供しており，国内の拠点となっている（図1）。MindsはCPG作成マニュアルを定期的に更新しており，最新版（Mindsマニュアル2020 version 3.0）[1]では，CPGを「健康に関する重要な課題について，医療利用者と提供者の意思決定を支援するために，システマティックレビューによりエビデン

ス総体を評価し，益と害のバランスを勘案して，最適と考えられる推奨を提示する文書」と定義している。

診療ガイドラインの策定における COI 管理

1. CPG の策定手順

CPG の策定手順として Minds は次一連の作業工程を示している。

① 作成目的の明確化
② 作成主体の決定
③ 事務局・CPG 作成組織の編成，COI
④ スコープ作成
⑤ システマティックレビュー
⑥ 推奨作成
⑦ CPG 草案作成
⑧ 外部評価・パブリックコメント募集
⑨ 公開
⑩ 普及・導入・評価
⑪ 改訂

2. CPG 策定は適切な組織づくりから

わが国の CPG 策定主体は臨床系学会が中心であるため，CPG の策定は，学会内での適切な組織つくりと方針の決定から始まる（図 2）。

Minds の作成マニュアル，日本医学会利益相反委員会による CPG 策定参加資格基準ガイダンス（以下，基準ガイダンス）[7] のいずれも，各学会において常設委員会として CPG 統括委員会を設置し，診断，治療，予防にかかる CPG の新たな策定または改訂を行うため，その傘下に個々作業を進める CPG 策定委員会（ガイドライン作成グループ），SR チーム，外部評価委員（委員会）を設置することを求めている。それらの委員会，グループ，チームに参加するすべての個人本人とその配偶者，1 親等親族または収入・財産的利益を共有する者が COI 開示の対象となる。参加者が所属する組織・部

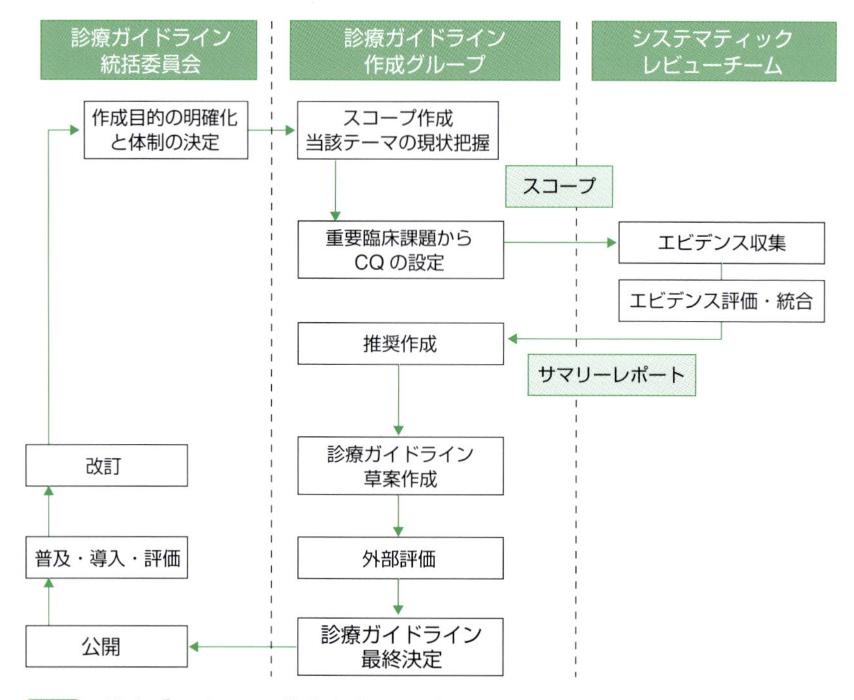

図２　診療ガイドライン策定作成過程と担当組織

（筆者提供）

門にかかる組織 COI の申告については，参加者の研究内容に関連して所属組織・部門（研究機関，病院，学部あるいはセンターなど）の長が受け入れている研究費と奨学（奨励）寄附金の２項目が申告の対象とされている。

これらの COI は各学会に置かれている COI を所掌する常設の委員会に報告される。個々の CPG における個々の委員の COI への対応は，全体の方針は統括委員会で協議され，各論的な運用は各ガイドライン作成グループに委ねられる。基準ガイダンスでは CPG 策定参加者の COI 管理の手順として 図３ を示している。参加資格の基本的な考え方としては，参加候補者の COI 状態が社会的に容認される範囲を超えていると判断される場合や，CPG が策定され，その内容の推奨に関連して，利害を有する当該企業・団体などから，参加者本人またはその配偶者，１親等親族または収入・財産的

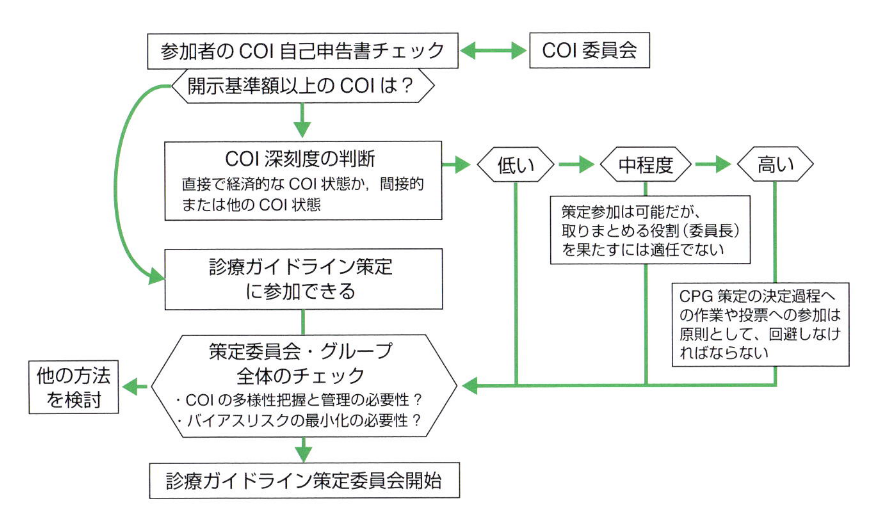

図3　診療ガイドライン策定参加者のCOI管理手順

利益を共有する者に対して直接あるいは間接的に大きな経済的利益がもたらされる可能性が想定される場合には，原則として当該候補者をCPG策定に参加させるべきでないとされている。作成グループの委員長については，自己申告された個人COIと組織COIをもとに，「金額区分①」（ガイダンスで示す3区分の内，もっとも低い金額）の各項目の基準値をいずれも超えない場合，策定作業に参画し議決権を持つことが出来るとしている，しかし委員長の立場の影響力の大きさから，ある特定の企業・営利団体に対して「金額区分①」の項目が複数あり，当該の医療用医薬品などの推奨に大きく影響する可能性があれば，利害関係が少ない委員を副委員長として，その業務を適宜代行させるなどの措置を求めている．

3. スコープ作成から推奨決定へ

ガイドライン作成グループはCPGの企画書として「スコープ」を作成し，重要臨床課題を明確化して，具体的に取り上げるべき臨床疑問（clinical question：CQ）を決める。各CQに対してSRを行い，その結果を参照し，他の要因を考慮した総合判断で推奨を作成し，CPG草案を作成する。SRとはCQに対し，恣意的な文献の選択や除外を避け，系統的・明示的に適切な研究を同定，選択，評価を行なうことで作成するレビューであり，偏りの無いエビデンス総体を示すものとなる。

CPG作成法の世界標準となりつつあるGRADEシステム[8]，そしてMindsによる方法は，研究論文としてのエビデンス（総体）と，臨床家や患者を含むさまざまな立場の関係者の総意形成を大きな特徴としている。推奨を決定する際の議論のポイントとしてGRADEから派生したDECIDEプロジェクトがEtD（evidence to decision）フレームワークを開発し，Mindsマニュアル2020でもその活用が勧められている（表1）。最終的な推奨（「する・しない」の方向性と，「強い・弱い（条件付き）」の強さ）の決定では，投票が行われることが主流になりつつある。その際に，メンバーから事前に開示された経済的・非経済的なCOIに基づき，投票の可否を判断する。各CQでの推奨決定で投票したメンバーの人数と，誰が投票を控えたかも個々に明記する。希少疾患・難病のCPGでは，策定に参加する専門家が限られており，製薬企業の治験などに関与していることが少なくないため，一般的な

表1　EtD（Evidence to Decision）フレームワーク

基準1	問題	この問題は優先事項か？
基準2	望ましい効果	予期される望ましい効果はどの程度のものか？
基準3	望ましくない効果	予期される望ましくない効果はどの程度のものか？
基準4	エビデンスの確実性	効果に関する全体的なエビデンスの確実性はどの程度か？
基準5	価値観	人々が主要なアウトカムをどの程度じゅうしするかについて重要な不確実性やばらつきはあるか？
基準6	効果のバランス	望ましい効果と望ましくない効果のバランスは介入もしくは比較対照を支持するか？
基準7	費用対効果	その介入の費用対効果は介入または比較対照のどちらを支持するか？
基準8	必要資源量	資源利用はどの程度大きいか？
基準9	容認性	個の選択肢は重要な利害関係者にとって妥当なものか？
基準10	実行可能性	その介入は実行可能か？

疾患のCPG作成において望ましいとされる基準によると，発言・投票ができるメンバーが過剰に減ってしまう懸念がある。そのような場合には，COI状態を作成メンバーが認識し，自省的・自制的な議論と投票を行うこと，そのような状況もCPGにおいて記述することで，透明性を高めようとする努力も十分意味があると言える。

4. CPGの評価法

CPGは「内容が妥当か？」，「普及しているか？」，「実際に利用されているか？」，「患者アウトカムを改善するか？」などの視点で評価される。AGREE（Appraisal of Guidelines Research and Evaluation）共同計画によるAGREE IIは，CPG作成過程の客観性・透明性を評価する方法として，以下に示す6領域23項目（7段階評価）と総合評価2項目から成り，CPGの信頼性や課題を利用者が判断する手がかりとして広く普及している。日本語版はMindsのウェブサイトからダウンロードできる。

領域1　対象と目的

1. ガイドライン全体の目的が具体的に記載されている。
2. ガイドラインが取り扱う健康上の課題が具体的に記載されている。
3. ガイドラインの適用が想定される対象集団（患者，一般市民など）が具体的に記載されている。

領域2　利害関係者の参加

4. ガイドライン作成グループには，関係する全ての専門家グループの代表者が加わっている。
5. 対象集団（患者，一般市民など）の考えや意向・希望が考慮されている。
6. ガイドラインの利用者が明確に定義されている。

領域3　作成の厳密さ

7. エビデンスを検索するために系統的な方法が用いられている。
8. エビデンスの選択基準が明確に記載されている。
9. エビデンス総体（body of evidence）の強固さと限界が明確に記載されている。
10. 推奨文を作成する方法が明確に記載されている。

11. 推奨文の作成にあたって，健康上の利益，副作用，リスクが考慮されている。　12. 推奨文とそれを支持するエビデンスとの対応関係が明確である。
13. ガイドラインの公表に先立って，専門家による外部評価がなされている。
14. ガイドラインの改訂手続きが示されている。

領域４　提示の明確さ

15. 推奨が具体的であり，曖昧でない。
16. 患者の状態や健康上の問題に応じて，他の選択肢が明確に示されている。
17. どれが重要な推奨か容易に分かる。

領域５　適用可能性

18. ガイドラインの適用にあたっての促進要因と阻害要因が記載されている。
19. どのように推奨を適用するかについての助言・ツールを提供している。
20. 推奨の適用にあたり，関係するリソースへの影響が考慮されている。
21. ガイドラインにモニタリングや監査のための基準が示されている。

領域６　編集の独立性

22. 資金源によりガイドラインの内容が影響されていない。
23. ガイドライン作成グループメンバーの利益相反が記載され，適切な対応がなされている。

ガイドライン全体の評価

1. このガイドラインの全体の質を評価する。
2. このガイドラインの使用を推奨する（する・する［条件付き］・しない）。

このうち「領域６　編集の独立性」の２項目がCOIと関連した内容となっている（**表２**）。Sasakiらは，日本の主要24疾患106CPGを調査し，11疾患（46％）ではCPGの平均更新期間が５年以上であること，最新版のAGREE Ⅱ評価の結果，「領域１ 対象と目的（74％）」，「領域４ 提示の明確さ（69％）」に比して，「領域２ 利害関係者の参加（43％）」，「領域３ 作成の厳密

表2 AGREEII「領域6 編集の独立性」2項目の注釈

項目	22. 資金提供者の見解が，ガイドラインの内容に影響していない。	23. ガイドライン作成グループメンバーの利益相反が記録され，適切な対応がなされている。
使用の手引の解説	多くのガイドラインは外部資金で作成されている（例：政府，学会，非営利団体，製薬会社）。作成全体におよぶ寄付金の援助もあれば，作成の一部に対する援助もある（例：ガイドラインの印刷など）。資金提供者の見解や利益が最終的な推奨に影響していないことを明確に記載すべきである。	ガイドライン作成グループのメンバーに利益相反がある場合がある。例えば，ガイドライン作成メンバーが行った研究が，ガイドラインで取り扱う問題に関連し，それが製薬企業の資金を受けている場合に該当する。グループの全メンバーの利益相反について明記すべきである。
確認すべき箇所	ガイドライン作成過程もしくは謝辞の節/章を確認する。通常，ガイドラインの中でこの情報が記載されている節や章は，免責事項（disclaimer），資金源（funding source）などである。	ガイドライン作成グループや謝辞が記載されている節/章を確認する。通常，ガイドラインの中でこの情報が記載されている節や章は，方法（methods），利益相反（conflicts of interest），ガイドライン作成メンバー（guideline panel），付録（appendix）などである。
点数のつけ方：項目内容に次の基準が含まれるか	・資金提供者または資金源（もしくは資金提供がなされていないことの明確な記載） ・資金提供者がガイドラインの内容に影響を与えていないこと	・検討された利益相反の種類についての記載 ・潜在的な利益相反についての調査方法 ・利益相反についての記載 ・利益相反がガイドライン作成過程や推奨作成にどのような影響を与えたかについての記載
追加で検討すべき点	・項目は詳しく書かれているか。記載内容は明確で簡潔か ・項目の内容はガイドライン内で見つけやすいか ・ガイドライン作成グループが，資金提供者から影響しうることに対してどのように対処したか	・項目は詳しく書かれているか。記載内容は明確で簡潔か ・項目の内容は見つけやすいか ・ガイドライン作成，推奨文の作成に際して，利益相反の影響が最小限になるように，どのような対応がとられたか

さ（46%）」は中程度，利益相反に関する「領域6 編集の独立性（27%）」は「領域5 適用可能性（24%）」と共に不十分であったことを報告している[9]。今後，CPG策定におけるCOIマネジメントのさらなる改善，その方針・実

状の開示・具体的な対応の適切に記述が進むことが強く期待される。

国内外の課題

COI マネジメントは公正な学術活動の必須要件であり，個々の研究以上に，臨床・社会的な影響力が大きい CPG の策定における COI への配慮・対応は大きな課題である。海外では Lenzer による CPG における血栓溶解薬 tPA の推奨度の「格上げ」に米国心臓学会や有力医師への献金が影響していた可能性の指摘[10)]，Choudhry によるガイドライン作成者の大半が研究資金供出を受けていたことの指摘[11)]など，COI を巡る論文は多い。国内でも MRSA 感染症の治療ガイドライン 2017 年度版（日本感染症学会・日本化学療法学会）の作成委員 24 名のうち 22 名が合計数千万円の謝金（主に講演会の講師謝金）の受領の報告[12)]など，近年報告が増えている。

日本医学会利益相反委員会は，2017 年 3 月の CPG 策定参加資格基準ガイダンスの公表以降，関係者の意識の向上を目指し，当該学会の組織的な対応を求めている。個々の研究発表を対象とした同委員会の利益相反管理ガイドライン（COI 管理ガイドライン）は 2022 年に改訂され，COI 申告の項目は医学雑誌編集者国際委員会（ICMJE）に準じる形となった[13)]。しかし，項目ごとの金額による開示規定は継続されており，「金額を問わずあらゆる COI」とされる国際標準とはまだ乖離がある。海外でも通常の研究活動以上に CPG 策定における COI 管理は厳しく行われている。こうした国際的な潮流を考慮して，先駆的に COI 開示を実施している学会の一つとして日本うつ病学会が挙げられる。たとえば，日本うつ病学会治療ガイドライン「Ⅰ．双極性障害 2020」には，金額を問わない利益相反が開示されている[14)]。こうした個別の学会の，国際標準に準じる取り組みは高く評価できると言える。

米国では，サンシャイン法にもとづき，医薬品・医療機器産業から医師への支払いを国として情報公開している。我が国においては，経済（金銭）的な COI について，特定非営利活動法人医療ガバナンス研究所などが中心となって，利益相反データベースを公開している[15)]。同団体は CPG 策定の主体である学会の外側の視点を保って，40 本以上の利益相反に関する学術

表3 COIの種類

	個人的COI	経済的COI以外のCOI
経済的COI	・特定の企業／団体から本人，家族への経済的利益の提供 ・研究費取得の利益 ・機器，人材，研究環境の提供，他	・研究活動 ・個人の専門性・選好 ・昇進・キャリア形成 ・師弟関係などの人間関係，他
組織的COI	・特定の企業／団体から学会・研究会などへの経済的支援 ・学会・研究会の経済的発展，他	・学会・研究会などが推奨する専門性 ・学会・研究会などの学問的発展 ・利害関係のある他組織との競争関係，他

論文を国際誌に発表している。公開の形に違いはあるが，COI管理の透明性確保の流れは今後もとどまることはないだろう。さらに経済（金銭）的なCOI以外のCOIへの対応も今後の大きな課題である。米国Preventive Services Task Forceは，非経済（金銭）的なCOIの具体例として，作成母体以外の学会の理事職など，国の委員会や審議会委員，CPGの推奨に関わる研究に従事していることなどを挙げている[16]。Minds作成マニュアルでは表3に示すように，個人・組織と経済的・経済的以外の2軸でCOIを分けて記述し，一定の方向性を示しているが[2]，各学会・関係者の共通認識を得るにはまだ至っていないのが現状である。各学会・関係者がこれを一つの始点として共有し，今後の議論を深め，合意形成を進めていくことが必要であろう。

人間を対象に数多く行われた研究のエビデンスを集約し，多様な関係者が多くの時間を費やし，慎重な議論によって総意として形成されたCPGが，最終的に社会から信頼されるか否か。米国IOMが目指した「信頼されること trustworthiness」は，日本の関係者にとっても変わりのない願いである。CPGを信頼と安心のある，患者・家族と医療者，社会と医療をつなぐ対話と意思決定の手がかりとしていくため，COIの透明性向上に向き合い続けることの大切さを再度強調し，本章を終えたい。

謝辞：尾崎章彦，村山安寿，齋藤宏章，谷本哲也，各氏（いずれも医療ガバナンス研究所）に助言をいただいた。

（中山 健夫）

■ 参考文献 ■

1）公益財団法人日本医療機能評価機構 Minds 診療ガイドライン作成マニュアル編集委員会：Minds 診療ガイドライン作成マニュアル 2020 ver.3.0 https://minds.jcqhc.or.jp/s/manual_2020_3.0（accessed 2023 年 1 月 4 日）
2）中山健夫：診療ガイドラインに関する基本知識：日常診療に活かす診療ガイドライン UP-TO-DATE 2022-2023（門脇孝・小室一成・宮地良樹監修）．メディカルレビュー社，東京 18-23, 2022.
3）Guyatt G：Evidence-based medicine. ACP J Club **114**：A16, 1991.
4）Straus SE, Glasziou P, Richardson WS, et al：Evidence-Based Medicine：How to Practice and Teach it, 6th ed. Churchill Livingstone, 2019.
5）Haynes RB, Devereaux PJ, Guyatt GH：Physicians' and patients' choices in evidence-based practice. BMJ **324**（7350）：1350, 2002.
6）Institute of Medicine：Clinical practice guidelines we can trust. National Academy Press；2011.
7）日本医学会利益相反委員会：日本医学会 診療ガイドライン策定参加資格基準ガイダンス．Published 2017. https://jams.med.or.jp/guideline/clinical_guidance.pdf（accessed 2023 年 1 月 4 日）
8）相原守夫：診療ガイドラインのための GRADE システム（第 3 版）．凸版メディア；2018
9）Sasaki S, Imura H, Sakai K, et al：Updates to and quality of clinical practice guidelines for high-priority diseases in Japan. Int J Qual Health Care **31**（10）：G139-G145, 2019.
10）Lenzer J：Alteplase for stroke：money and optimistic claims buttress the "brain attack" campaign. BMJ **324**：723-729, 2002.
11）Choudhry NK, Stelfox HT, Detsky AS：Relationships between authors of clinical practice guidelines and the pharmaceutical industry. JAMA **287**：612-617, 2002.
12）Saito H, Tani Y, Ozaki A, et al：Financial ties between authors of the clinical practice guidelines and pharmaceutical companies：an example from Japan. Clin Microbiol Infect. 2019 Aug 8. pii：S1198-743X（19）30417-3.1.
13）日本医学会利益相反委員会：日本医学会 COI 管理ガイドライン 2022. https://jams.med.or.jp/guideline/coi_guidelines_2022.pdf（Accessed 2023 年 1 月 4 日）
14）日本うつ病学会：日本うつ病学会治療ガイドラインⅠ．双極性障害 2020. https://www.secretariat.ne.jp/jsmd/iinkai/katsudou/data/guideline_sokyoku2020.pdf（Accessed 2023 年 1 月 4 日）
15）特定非営利活動法人医療ガバナンス研究所：製薬マネーデータベース「YEN FOR DOCS」．https://yenfordocs.jp（Accessed 2023 年 1 月 4 日）
16）Ngo-Metzger Q, Moyer V, Grossman D, et al：Conflicts of Interest in Clinical Guidelines：Update of U.S. Preventive Services Task Force Policies and Procedures. Am J Prev Med **54**（1）：S70-S80, 2018.

利益相反マネージメントの国際基準

行動責任と説明責任

●利益相反マネージメントの国際基準として，医学雑誌編集者国際委員会推奨のICMJE Recommendationsが使用されている。そこでは，成果公表に至るあらゆる参加者の役割分担の透明化とそれらの行動責任と説明責任（authorship）が基本となる。

ICMJE DISCLOSURE FORM

透明性（transparency）を高めるため，原稿の内容に関連する以下のすべての関係／活動／利害関係を開示する必要がある。「関連（"Related"）」とは，原稿の内容により利害関係が生じる可能性のある営利・非営利の第三者との関係を意味する。情報開示は透明性の向上に取り組んでいることを意味し，必ずしもバイアスを示すものではない。関係・活動・利害関係を記載するかどうか迷った場合は，記載することが望ましい。著者の関係／活動／利益は，広く定義される必要がある。例えば，高血圧の疫学に関する原稿の場合，降圧薬のメーカーとの関係は，たとえその薬が原稿に記載されていなくても，すべて申告する必要がある。

以下の項目1に該当する事柄については，特定の原稿で報告された研究に対するすべての支援を期限なく報告する。その他の項目については，過去36カ月を開示の期間とする。この関係を有するすべての事業体を挙げるか，または該当がないことを示す（必要に応じて行を追加する）仕様／コメント（例：支払いがあなたまたはあなたの所属機関に行われた場合などに開示の必要が生じる。

① 特定の原稿に対するすべての支援（資金提供，研究材料提供，メディカルライティング，論文処理費など）。この項目に期間の期限はない。

過去 36 カ月間を期限とし，開示する必要のある項目

② あらゆる団体からの助成金または契約（上記項目１に記載がない場合）。
③ ロイヤルティまたはライセンス
④ コンサルティング料
⑤ 講演，プレゼンテーション，スピーカービューロー，原稿執筆，教育イベントに対する支払い・謝礼
⑥ 専門家としての証言（testimony）に対する支払い
⑦ 会議への出席および / または出張費の支援
⑧ 特許（計画中，発行済，申請中いずれも）
⑨ データ安全性監視委員会や諮問委員会への参加
⑩ 有償無償問わず，他の理事会，学会，委員会，擁護団体（advocacy group）における指導的役割または受託者的（fiduciary）役割
⑪ 株式またはストックオプション
⑫ 機器，材料，薬剤，メディカルライティング，贈答品，その他のサービスの受領
⑬ その他の金銭的または非金銭的な利益

■ 利益相反（Conflicts of Interest：COI）

投稿論文の内容に関して誠実性（honesty）と公正性（integrity）を保証するためには，編集・発表に関わる全ての関係者の利益相反（Conflicts of Interest：COI）を適正に管理することが必要とされる。

1．編集・発表に関わる全ての関係者の COI の管理

日本医学会から公表されている「日本医学会 COI 管理ガイドライン（日本医学会利益相反委員会）（2022 年 3 月改定予定）」では，各分科会の機関誌の編集・出版に関わる COI のマネージメントについて，機関誌の編集委員会は，分科会の長の下で，COI 委員会との連携により適切な COI マネージメ

ントを実施することを定めている。

産官学連携活動の推進に伴い，教育・研究・診療という学術機関としての社会的責務と，産官学連携に伴い生じる個人（personal）および所属研究機関／学術団体（institutional）の利益が衝突・相反する状態が発生する。産官学連携による研究成果の掲載に際して，論文内容に関連して編集・発表の質と信頼性を確保し，バイアス発生を防止するために，編集委員会は編集・発表に関わるCOI管理に関する指針，諸規則を定める必要がある。

2.「日本医学会 COI 管理ガイドライン」1）の参照

本ガイドラインでは，投稿論文内容に関連して編集に関するCOIの管理については，「日本医学会 COI管理ガイドライン（2022年3月改定予定）」を参照することを定める。

「日本医学会 COI管理ガイドライン（2022年3月改定予定）」では，著者，貢献者，研究協力者，編集者，査読者の立場からの「関わり合い／諸活動／COI（Relationships/Activities/Interests）」の申告・開示の考え方及び開示法についてICMJE Recommendationsに従うことを求めている。

3. 著者の「関わり合い／諸活動／COI（Relationships/Activities/Interests）」の申告様式

本ガイドラインでは，著者／所属研究機関・学術団体の「関わり合い／諸活動／COI」申告の様式については，「日本医学会 COI管理ガイドライン」を参照することを定める。

「日本医学会COI管理ガイドライン2022年3月改定予定）」では，著者（personal/institutional）の「関わり合い／諸活動／COI（Relationships/Activities/Interests）」は，所定の申告書（ICMJE Disclosure form 2021）にて提出，開示することを義務付けている（「日本医学会 COI管理ガイドライン」V.8（3）学術雑誌論文著者らの関わり合い／諸活動／COI開示）。

全著者から申告された「関わり合い／諸活動／COI」の状態は，論文発表時には論文末尾などに掲載して開示する。なお，電子ジャーナルでの開示の例として，著者から提出された様式を，そのままWeb公開する方法をとっている雑誌もある（例：New England Journal of Medicine）。様式にて定められた項目の内容を開示し，「関わり合い／諸活動／COI」の影響について，読者に判断をゆだねるという方針である。

4.　競合する利益（competing interests）の種類

編集・発表において管理すべき「競合する利益（competing interests）の種類」として，WAMEの「COIに関する方針書」[2]では，以下の内容が挙げられており，編集者はそれぞれを管理する必要がある。

- 経済的結び付き（financial ties）
- 学術的傾倒（academic commitments）
  例）あるパラダイムを構築した者やそのパラダイムに挑戦的な者による論文や査読。
- 人間関係（personal relationships）
  例）家族，友人，競争者，同僚などによる査読。
- 政治上あるいは宗教上の信条（political or religious beliefs）
  例）特定の政治的思想や宗教上の信念を持つ者による思想・信条に関わる論文や査読。
- 所属組織との関わり（institutional affiliations）
  例）企業に雇用されている者，研究結果に利害のある機関から資金提供を受けている組織，専門職組織，市民組織に属する者による論文。

5.　“主宰者（sponsor）”と“資金提供者（funder）”に関わるCOIの申告

臨床試験を含む臨床研究の論文におけるCOIの申告において，“主宰者（sponsor）”と“資金提供者（funder）”が混同されることがあるので注意が必要である（p.36「3.7 臨床試験における“主宰者（sponsor）”と“資金提供者（funder）”の区別」参照）。

企業が関与する臨床研究においては，企画，プロトコール作成，モニタリング，監査，データ集計，統計学的解析，データ解釈，論文原稿作成などにおける企業関係者の役割を明記する。

（中山 健夫，曽根 三郎）

■ 文献 ■

1）日本医学会．COI 管理ガイドライン 2022．https://jams.med.or.jp/guideline/coi_guidelines_2022.pdf
2）WAME statement on conflict of interest in peer-reviewed medical journals. http://www.wame.org/conflict-of-interest-in-peer-reviewed-medical-journals

国の大学発ベンチャー起業推進

- 大学発ベンチャーは，今後，日本が世界の中で有為なポジションを占めるためにも，その国力を維持し，産業を育成し，国民の健康と福祉を増進するためにも重要な社会のツールである。しかしながら，大学発ベンチャーに大学等の教員・研究者等が関係することから，利益相反では時に難しい状況を生み出すことがある。また，バイオベンチャーにおいては人の生命身体が関係することからなおさら難しいマネジメントが求められることとなる。

■大学発ベンチャーとは

ベンチャー企業は，日本ではホンダやソニー，米国ではアップルのように小さな事業体から始まり成長したものもあるが，大企業・中小企業や大学から生まれるベンチャー企業もある。これらは企業や大学において生み出された新しい技術や発明を基礎として，それをさらに社会実装し，実用化するために設立されたものである。これらのうち大学発ベンチャーについて大きく分類すると，大学の研究者が学内で生み出した技術を基礎として設立する場合，アントレプレナー（起業家）が大学の技術に目を付け，当該技術を基礎に起業する場合，すでに設立されたベンチャーが大学からの技術の導入を機に発展する場合などがある。

ちなみに，経済産業省では，大学発ベンチャーを以下のいずれかに当てはまる企業としている[*1]。

[*1] 参照「大学発ベンチャーデータベース（経済産業省）」：
https://www.meti.go.jp/policy/innovation_corp/univ-startupsdb.html

(1) 研究成果ベンチャー

大学で達成された研究成果に基づく特許や新たな技術・ビジネス手法を事業化する目的で新規に設立されたベンチャー。

(2) 共同研究ベンチャー

創業者の持つ技術やノウハウを事業化するために，設立5年以内に大学と共同研究等を行ったベンチャー。設立時点では大学と特段の関係がなかったものも含む。

(3) 技術移転ベンチャー

既存事業を維持・発展させるため，設立5年以内に大学から技術移転等を受けたベンチャー。設立時点では大学と特段の関係がなかったものも含む。

(4) 学生ベンチャー

大学と深い関連のある学生ベンチャー。現役の学生が関係する（した）もののみが対象。

(5) 関連ベンチャー

大学からの出資がある等，その他大学と深い関連のあるベンチャー。

米国のバイオテクノロジー産業の発展の基になったコーエン・ボイヤーの遺伝子組換え特許は，スタンフォード大学からの技術移転によってなされたことは有名な事実である。このように大学または国立研究所等の研究者は，当然のことながら極めて高い科学技術と知識・経験を有しており，そのような大学の知には，将来の産業を生み出すポテンシャルがある。これが，実用化にふさわしいタイミングで，しかも財務，経営，法務の優秀なスタッフを得ることによってベンチャー企業に結実すれば，大きな成功を収める可能性が生まれることとなる。

日本においても，各地の大学でそのような実例が生まれつつある。経済産業省の，「平成18年度大学発ベンチャーに関する基礎調査」によれば，2007年3月末時点で企業活動を営んでいる大学発ベンチャーの数は1,590社であった。この数は5年前の2.7倍であり，日本で大学発ベンチャーが認知され，活用されつつあることが見て取れる。さらに，2022年5月17日発表による経済産業省の調査「令和3年度大学発ベンチャー実態等調査」では，「2021年10月時点での大学発ベンチャー数は3,306社と，2020年度で確認された2,905社から401社増加し，過去最高の伸びを記録」したとのことである。当初1,000社を目指したことが考えられないような隆盛といえよう(2001年に経済産業省が大学発ベンチャー1,000社計画を発表した)。

大学発ベンチャー育成の鍵

このように，国は様々な形で大学発ベンチャーを支援してきた。それは個別の政策によるものもあれば，エコシステム形成としての複数の支援の複合体というものものある。具体的には以下のような支援がなされてきた。

①ベンチャーキャピタルとのマッチングファンドを含めた出資による支援プロジェクト。臨床研究・試験などへの補助としてなされる支援もある。
②立法を通じた知的財産関連の支援。例えば，特許出願に関する費用負担の軽減や日本版バイドールのように知的財産の民間への移転を促進するものもある。
③クラスター育成。知的クラスターなどのように，地域でのエコシステム形成を促し，間接的にベンチャー企業の支援となるもの。
④ピッチイベントの開催。ベンチャー企業のピッチ力向上を通じて，ビジネスモデルの洗練化を図り，かつ最終的にはメディアなどで露出を通じて，企業のバリューアップを目指す。
⑤ビジネスモデル表彰。ビジネスモデルを専門家からのアドバイスなどを受けることによってより良いものに，より強固なものに仕上げることを目指すもの。
⑥大学におけるインキュベーション施設の設置。大学発ベンチャーは，創業の頃は資金力も乏しく民間の高額な施設への入居が難しい為，そのようなベンチャーのラボ設置などの支援。

日本は米国やヨーロッパの諸外国に比べて産学官連携やベンチャービジネスが遅れているとの認識のもとに，それらを国の政策の不足と捉える向きもある。しかし，不断に検討され，新しい施策を常に検討する日本の官の能力と力は素晴らしいものがあり，政策のリストだけ見ればむしろ日本の方が数も多く，バリエーションも多いのではないだろうか。

だが，実はそこに落とし穴があるということもできる。もともとベンチャー企業は新規で，リスクの高い先端技術などの実用化に挑戦するものであって，実は支援がなくても必要な人材を確保し，民間から資金を調達し，自ら道を切り拓く能力を備えていることがある。しかし，そのようなベンチャー企業の発展を阻害するのは既存のルーギュレーション，実務慣行，メンタリティ，制度であることが多い。例えば，バイオベンチャーの例であれば，赤字のベンチャーに掛かる税負担，医薬品開発・農林水産製品開発に関係する保守的な規則・慣行，金融機関及び一般投資家の保護，給与報酬の横並び意識，前例を尊重する慣行。

このような目に見えない制約が実はベンチャー企業の発展を遅らせているのである。よって，サポート的支援のみならず，規制緩和によるベンチャー支援も非常に重要である。

COI マネジメントと大学発ベンチャー

大学発ベンチャーは，その出自からも明らかなように大学に籍のある教職員がその出資者，顧問，取締役（代表取締役を含む）としてベンチャーに関係していることが多い。このような大学発ベンチャーでは，いわゆる利益相反の状況が発生することが多く，説明責任を果たす手法がないと教職員は国民や納税者の信頼を勝ち得ないし，大学発ベンチャーの発展を阻害する要因ともなりうる。そこで，このような教職員・大学発ベンチャーの関係者に説明責任を果たすルートを提供し，規則による縛りではなく，むしろ前向きに，産学官連携を進めることを是として対応策を見つけてこれを推進するのがCOIの役目である。

コンプライアンスを強化しようとする場合，通常は何らかの規制を設けて，関係者の行動制限を行うことが多い。日本人のメンタリティからも「規則を明確にしてくれたら遵守する」という者は多いし，実際そのようなクレームを受けることも多々ある。しかしながら，規制することではなく，大学等の関係者とアントレプレナー及びベンチャー関係者が共に状況を理解し，問題意識を共通にして，前向きに（affirmative）に利益相反の状況にある産学官連携活動について説明責任を果たすことができる方向で進めることが大切なのである。

具体的には，以下のような切り口で検討を進めることとなる。

(1) 役員兼業のケースであればその期間や兼業に費やす時間，共同研究等との切り分けを明確にすること等を指示して兼業を進めていく。

(2) エクイティ（株式や新株予約権）の保有についても，ベンチャーの成長段階に応じた適切な保有レベルやベンチャー企業の客観性の保持を意識した保有割合について指導する。特にベンチャーに多額の国からの補助金が支払われるようなケース（企業が有力な特許権を保有している場合などにありうる）では，ベンチャーが個人と同視されるような状況（いわゆる法人格否認の法理の適用に近づくようなケース）は可能な限りさけるべきであろう。

(3) 共同研究とアドバイザー兼業が併存している場合には，共同研究の研究内容とアドバイザーの指導の内容が重複しているのか，切り分けられているのかにも注意を払う必要がある。また，教員がベンチャー側で共同研究に参加するのか，大学等の立場で参加するのかなども明確にすることが必要である。時にベンチャー側に研究者がおらず，教員が大学等とベンチャーの双方において共同研究に従事するといった場合も発生するので，注意が必要である。

以上はいずれも一例に過ぎないが，大学等における利益相反マネジメントにおいて大学発ベンチャーが関係するケースは，関係する利害関係（interest）も多く，複雑な事案となることが多い。さらに，ベンチャーキャピタルによる投資，株式公開（IPO），吸収合併等さまざまなビジネス・トランザクションに関わるので，その時々に応じて適切な利益相反マネジメントが必要となる。大学発ベンチャーは関係する者も多く，多くのステークホルダーが存在するし，また，公開されてパブリックな企業となった場合には一般の市民への影響も大きい。よって，これに対して適切な利益相反マネジメントが必要であるし，産学官連携の発展のためには不可避であるということができよう。

COIマネジメントとバイオベンチャー

大学発ベンチャーはさまざまな技術分野で生まれているが，ライフサイエンスの分野では，いわゆるバイオベンチャーが重要な役割を演じている。利益相反の観点からみると，ライフサイエンス分野以外の大学発ベンチャーとバイオベンチャーには，大きな違いがある。それは患者又は被験者の存在である。

バイオベンチャーは，医療や医療機器の分野において，新規な技術を用いて新たな未来を切り拓くのが目的のベンチャーである。よって，製品の上市の前の段階，いわゆる臨床研究や治験においては，健常人や患者に対して自らの製品を適用し，その「安全性」有用性を検証することが必要なのである。このように，人の生命身体が利益相反マネジメントによって守るべき重要なゴールとなるので，ライフサイエンス分野において利益相反マネジメントは非常に重要な役割を持つこととなる。

具体的には，ゼロトレランスというような利益相反を限りなくゼロに近くするマネジメント方針を採用したり，一定の利益相反を認める場合にはその必要性について強い正当事由の立証が求められたりする。どのような方針を採用するかは組織の性格，目的，対象となっている利害関係の内容によって区々となるが，いずれもその原点に立ち返って，産学官連携の推進と人の生命身体の保護，その他の公益の保護等を適切にバランスよくマネジメントすることが必要となろう。教員・研究者のポジションに関しても，研究代表者，治験調整医師，分担研究者等様々あり，いろいろな形で研究に関与することとなる。それぞれの役割と責任，利害関係との距離等を勘案して，適切なマネジメントに臨むことが重要である。

（平井 昭光）

ベンチャー企業との連携に伴う臨床研究と経済的関係の透明化

- 臨床研究や医師主導臨床試験においては，アカデミアと製薬企業に加えて，昨今創薬ベンチャー企業が重要なプレーヤーとなってきている。これは最近のイノベーション推進及びエコシステム構築などとも関係があるが，産学官連携システムとしてはある意味必然の道であろう。そして，このシステムにおいては，何らかの利害関係が同時に発生することが多く，その利害関係との関係で研究者・医師の高潔性の確保が何よりも重要な課題となる。そこでCOIと透明性が求められるのである。

創薬ベンチャーの役割と期待

ベンチャー企業とはいってもさまざまなジャンルのベンチャーが存在するが，ライフサイエンス分野におけるベンチャーでは，特に「創薬ベンチャー」と呼ばれるものが臨床研究とは深く関係することとなる。創薬ベンチャーのタスクは大学，各研究所，製薬企業，他のベンチャーなどから可能性のあるシーズを導入し，そのシーズの探索的研究，非臨床研究，臨床研究及び販売に向けてリソースを投下するというものである。また，大学発ベンチャーといわれるような○○発というベンチャーは，その出身母体の組織が国費，民間資金などを活用して見出した発明・発見を基礎として，その社会実装を図るべく新たに出身母体の関係者等によって設立されたものとなる。

このような創薬ベンチャーへの社会の期待は大きい。かつては，製薬企業の中に中央研究所があり，上流から下流まで一気通貫で研究が行われ，膨大な投資がなされてきた。低分子化合物，抗体などのこれまでの医薬品の上市のためにはこのような機能が必要不可欠であったともいうことができよう。低分子化合物の場合，膨大な候補化合物の中からハイスループットと呼ばれる網羅的かつ高速の試験系で目的の薬効が期待される化合物が選ばれる。このような化合物に対してこれまでの経験と知見を活かして，適切な修飾や改変を施して，さまざまな実験を経て候補となる化合物を選定し，これを臨床へと持ち込むのである。しかし，このような中央集権的な研究体制は2000年代半ばころから次第に失われ，最近では最新の研究をベースに設立され，また，未上場段階及び上場後の大規模な資金調達を活用して研究を展開した創薬ベンチャーの技術，シーズ及びパイプラインを吸収合併，営業譲渡またはライセンスインなどの手法によって入手し，これに磨きをかけて医薬品として上市をするというケースが増えてきている。今般のCOVID-19に対するワクチンについても，もともとmRNAとLNPの組み合わせによるワクチンを開発していたベンチャーの技術が，急速なパンデミックの拡大と共に本来の対象疾患から変更されて，製薬企業の力を借りて世に出たものといってよいであろう。

このように昨今，創薬ベンチャーへの期待は大きいものがある。しかしながら，創薬ベンチャーは一般的には組織の規模も小さく，資金力も乏しく，また，病院を擁するなどして自ら医療に携わっていないので臨床でのPOC取得に大きな困難を抱えている。そこで，必然的に医療機関側との連携が求められてくるのである。

臨床研究・治験における連携

このようなベンチャーと医療機関との間における臨床研究及び治験においては，両者の間における極めて密接な関係が必要である。ベンチャーにおいては，医薬品の開発に必要な開発に関連する人材を潤沢に保有しているわけではないので，臨床研究や治験のデザイン，プロトコル等については，医師側の協力を仰ぐことが必要となる。また，医師の側においても通常の企業治験ではなく医師主導治験によって治験を行う場合には，ドキュメンテーション，規制対応などを含め自らの負担が大きくなるので，必然的にベンチャーサイドに求める仕事も多くなる。

このような密接な関係の下で，また，当然のことながら，企業治験で行う場合でも医師主導治験で行う場合でも，スポンサーであるベンチャーから医療機関に資金が提供されることとなるので，この経済的な利害関係に基づくCOIの問題が発生するのである。具体的には，資金を直接・間接に受領し重要な役割を果たす医療機関側の治験調整医師，責任治験医師，統計解析担当者，安全性情報管理者及び担当医師などとの間において別途利害関係が存在しないか，そのような利害関係の存在が，第三者から見た場合に業務にバイアスを掛ける恐れがあるとみられかねない状態であるか，等をチェック・検討しなければならないこととなる。

特に病院内で治験全体を監督する役目を負う治験責任医師，多施設共同治験において複数の治験実施医療機関の治験責任医師の間を調整する責任を担う治験調整医師，薬効の判断に直接の影響を及ぼす統計解析担当者については，その責務の重要性から特に丁寧に利害関係の有無を検討することが必要である。

アメリカの事例

ベンチャー企業が関連したCOIの事件として，アメリカではゲルシンガー事件がある。これは，当時様々な議論を巻き起こし，COIの必要性を認識させられた事件であった。ジェシー・ゲルシンガー（Jesse Gelsinger）という18歳の少年が遺伝子治療の臨床試験中（投与後4日目）に亡くなったというものである[*1]。このケースでは，治療を担当した医師が自ら設立に関与したベンチャー企業が治験に関係していて（医師はベンチャー企業の株式も保有），その企業が提供した医薬品を治験に用いたということでベンチャー企業と医師との間でかなり強い利害関係が認められたのである。そこで，アラン・ミルシュタイン（Alan Milstein）という弁護士が，フィラデルフィアの

[*1]：このケースのアンモニア代謝不全に対する遺伝子治療はアデノウイルスを使用したものだった。New York Times, September 29, 1999. この事件の原因調査に当った University of Pennsylvania's Institute for Human Gene Therapy の科学者は，臨床試験のマネージメントにヒューマン・エラーはなかったとしたが，これに対し FDA は，多数の欠陥が見つかったとして対立している。Intense scrutiny confronts gene therapy, American Medical News, February 28, 2000.

ペンシルベニア大学を相手に，2000年9月，訴訟を提起した*2。先端技術を利用した医療の発展と臨床試験における監督やマネージメントの問題について，このケースは非常に大きな影響を与えたということができよう。

同弁護士は，さらにオクラホマ大学ヘルス・サイエンス・センターに対しても訴訟を提起し，また，フレッド・ハッチンソン・キャンサー・リサーチ・センター（Fred Hutchinson Cancer Research Center）に対しても訴訟を提起している*3。フレッド・ハッチンソンのケースでは，臨床試験に参加した医師はGenetics Systems Corp（現Seattle Genetics, Inc.）のエクイティを保有し，同社も臨床試験に使用された医薬に関して経済的利益を有していた*4。

このように利益相反の状況が発生している中で臨床試験が行われ，臨床試験の治療でない治療を受ければ20％から50％の生存の確率が与えられたにもかかわらず，この臨床試験に参加した患者のうち82人中80人がなくなった，とされているのである。実際に臨床試験を担当した医師による判断にバイアスが存在したかどうかは別として，利益相反のマネージメントには，細心の注意が求められるケースであったといって良いであろう。Milstein弁護士は，被告は，本件においてNuremberg Code and Declaration of Helsinki（尊厳をもって治療されるという患者の権利），連邦法（臨床薬と患者の保護に関する法律），1979年Belmont Reportにおける倫理原則，コモン・ロー（参加のリスクの誤導），Washington Health Care Provider Act（インフォームド・コンセントに必要な情報の不提供）に違反したとしている。これらの個々の法律がどのように適用されるかはまた別の問題であるが，利益相反のマネージメントという見地からは医師の意見，患者グループの意見，政府サイドの意見，納税者たる国民の意見等を拝聴・検討し，より望ましいシステムを作り上げることが必須である。

*2：結局，この訴訟は和解で解決された。Lawsuits over clinical trials have doctors wary, but not quitting research yet, American Medical News, April 16, 2001.

*3：William Lee Wright Sr. v. Fred Hutchinson Cancer Research Center, filed in march 26, 2001. Milsteinは，2001年4月の段階で，まだまだ訴訟は起きるだろう，と述べていた。American Medical News, April 16, 2001.

*4：Seattle Times, March 25, 2001.

利害関係の透明化

COI システムの運営の基本は以下の３つの要件によって構成される。

- 研究者・医師の有する利害関係を自己申告によって組織へ開示すること
- 当該自己申告による情報を用いて COI 委員会によって適切な判断と申告者への指導を行うこと
- さらに必要な場合には申告者の有する利害関係，研究または医療行為の是正・修正，また，必要に応じて外部への公表等を行うこと。

これらが，いうなれば COI における透明化のステップである。これらのうちどの程度まで COI 委員会が行うかは，事案の重要性，利害関係の質及び量，社会的な影響力の大きさなどを勘案して決定されることとなる。

このような透明性のシステムであるが，大きく分けると「透明性」には２段階あるといってよいだろう。まず最初の段階では，所属する組織への自己の利害関係の情報の提供によってなされる。つまり，組織を通じた間接的な「透明性」が図られることとなる。利害関係の中には機微な情報及び秘密情報なども含まれるのであって，秘密保持義務のあるクローズな COI 委員会を利用した透明性が非常に重要なシステムとなる。

さらに，何らかの理由によって対外的な情報発信が必要となった場合，例えば被験者に何らかの生命身体の侵害が起きた場合，法律違反など明確なルール違反があった場合，社会的な問題となりもはや社会への発信なしでは済まされない場合，などの場合は，組織は対外的な発表や記者会見をすることにより，その説明責任を果たすこととなる。これが２段階目の透明性である。

このような透明性を確保するシステム及び COI 委員会の個々の委員の高潔性（integrity）によって，研究者・医師及び組織の説明責任が果たされることとなる。説明責任は当然のことながら説明すれば済むというものではないが，当該説明（開示又は公開）により，起きた事象の合理的な解釈，その理由，今後の対策などが併せ説明されることによって，関係者への情報提供と然るべき処置がなされることとなる。そのような説明責任を支えるのが透明性であり，COI の根幹を規定する理念であるということができる。

さらに，透明性をサポートする仕組みとしては，製薬企業サイドで運用する「企業活動と患者団体の関係の透明性ガイドライン」[*5]がある 。このガイ

---

*5：参照：https://www.jpma.or.jp/basis/patient_tomeisei/aboutguide/tomeiseigl.html

ドラインにより，製薬企業は「直接的資金提供，間接的資金提供，会員会社からの依頼事項への謝礼等，労務提供を行った患者団体についてその内容を公開する」こととなり，患者サイドはこのような公開情報を基にして，研究者・医師の行った医療行為等へのバイアスの可能性をチェックすることができるのである。このような公開の仕組みは，アメリカで2010年に成立し2013年に施行されたいわゆる連邦サンシャイン法[*6]を基礎とするものであるが，日本でも患者団体のチェックのベースになると同時に，臨床研究及び治験システム全体の透明性を確保するものとしても機能することとなる。

まとめ

日本でも，高血圧治療薬ディオバン（一般名バルサルタン）に関わる5つの臨床研究論文不正事件，通称ディオバン事件が発生し，臨床研究における倫理の問題に大きな焦点が当てられた。その後，様々な制度改革や法整備によって，倫理やCOIを巡るシステムは整備されてきたと考えられる。しかし，大事なことはシステムそのものではなく，それを運用する人であり精神である。研究者・医師の高潔性を信頼しつつ，それをサポートし，納税者及び国民の信託に応えるような臨床研究を進めることが大事なことである。そのためには，当然のことながら関係者の不断の努力が必要であり，今後も，そのようなシステムの下で患者を救う薬が生み出されることを祈ってやまない。

（平井 昭光）

[*6]：参照：Physician Payments Sunshine Act of 2010, Pub. L. No. 111-148, § 6002, 124 Stat. 689 (codified at 42 U.S.C. § 1320a-7h).

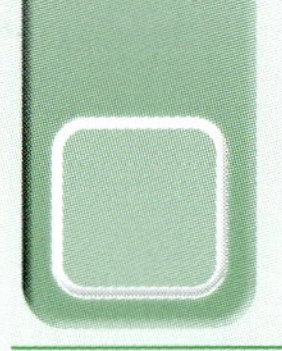

巻末資料／用語の定義について

1．人間を対象とする医学系研究

人間（試料・情報を含む）を対象として，疾病の成因の究明（健康に関する様々な事象の頻度および分布ならびにそれらに影響を与える要因を含む）および病態の理解や，疾病の予防や医療における診断方法および治療方法の改善または有効性の検証を通じて，国民の健康の保持増進または患者の予後若しくは生活の質の向上に資する知識を得ることを目的として実施される活動をいう。

2．臨床研究

医療における疾病の予防方法，診断方法および治療法の改善，疾病原因および病態の理解ならびに患者の生活の質の向上を目的として実施される次に掲げる医学系研究であって，倫理審査の対象となるものをいう。

①介入を伴う研究であって，医薬品または医療機器を用いた予防，診断または治療方法に関するもの。

②介入を伴う研究（①に該当するものを除く）

③介入を伴わず，試料等を用いた研究であって，疫学研究（明確に特定された人間集団の中で出現する健康に関する様々な事象の頻度および分布ならびにそれらに影響を与える要因を明らかにする科学研究をいう）を含まないもの（観察研究という）。

3．臨床試験

医薬品（ワクチンや生物製剤を含む），放射線療法，精神療法，手術，医療機器，代替療法等の臨床効果を評価する目的に人間を対象とし適切な科学的原則に従ってデザインされ，実施される介入を伴う研究をいう。

目的による臨床試験の分類（臨床試験の一般指針）として，

①臨床薬理試験，

②探索的試験，
③検証的試験（有効性確立のための比較試験，無作為化並行用量反応試験，安全性試験，死亡率／罹病率を評価項目（endpoint）とする試験，大規模臨床試験，比較試験），
④治療的使用（有効性比較試験，死亡率／罹病率を評価項目（endpoint）とする試験，付加的な評価項目（endpoint）の試験，大規模臨床試験，医療経済学的試験）がある。

4. 侵襲

研究目的で，穿刺，切開，投薬，放射線照射，心的外傷に触れる質問等，日常生活で被る範囲を超える刺激，研究対象者の身体または精神に対して与える行為をいう。侵襲のうち，研究対象者の身体および精神に及ぼす作用が少ないものを「軽微な侵襲」という。

5. 介入

研究目的で，人間の健康に関するさまざまな事象に影響を与える要因（健康の保持増進につながる行動，医療における傷病の予防，診断または治療のための投薬，検査等を含む）の有無や程度を制御する行為（通常の診療を超えた医療行為であって，研究目的で実施するものを含む）をいう。

6. 研究対象者

研究を実施される者（研究を実施されることを求められた者）および研究に用いられることとなる既存資料・情報を取得された者をいう。

7. 研究者等

研究責任者，および研究の実施（試料・情報の収集・分譲を行う機関における収集・分譲の実施を含む。）に携わるその他の関係者を指し，研究機関以外において既存試料・情報の提供のみを行う者および他から委託を受けて

研究に関する一部業務に従事する者を除く。

8. 研究責任者 (principal investigator)

研究計画書を作成する等，研究の実施に携わるとともに，所属する研究機関において当該研究に係る業務を統括する者をいう。

9. 研究代表者

研究責任者として研究計画書の作成等，研究の実施に携わると共に，複数の施設との当該共同研究の実施に係る業務を統括する者をいう。

10. 研究機関の長

研究を実施する法人の代表者，行政機関の長または個人事業主であって，当該研究に関して最終的な責任を有する者をいう。

11. スポンサー (sponsor)

医学系研究の開始，運営，管理および資金等にかかる責任を持つ個人，企業，機関または団体をいう。日本医学雑誌編集者会議は，スポンサーを「主宰者」と和訳し，Funder (資金提供者) と区別している。

12. 資金提供者 (funder, funding agency)

医学系研究の実施に必要な資金を提供する個人，企業，法人，機関または団体をいう。また，労務を提供する場合も含む。

13. 重篤な有害事象

①死に至るもの，
③生命を脅かすもの，

④治療のための入院または入院期間の延長が必要となるもの，
⑤永続的または顕著な障害・機能不全に陥るもの，
⑥先天異常を来すものをいう。

14. 予測できない重篤な有害事象

重篤な有害事象のうち，研究計画書やインフォームド・コンセントの説明文書等において記載されていないもの，あるいは記載されていてもその性質や重症度が記載内容と一致しないものをいう。

15. 介入研究

人間を対象とした侵襲性のある臨床試験をいう。新しい医薬品の製造販売承認に際して申請に必要な資料収集のために行う臨床試験を「治験」といい，承認された医薬品の臨床上の有効性や安全性を研究者が企画発案し検証する介入研究を「研究者主導臨床試験」という。

16. ランダム化比較試験

恣意的な評価の偏りを排除して，客観的な治療効果の評価を可能にする大規模比較臨床試験の研究手法をいう。

17. 研究機関

研究を実施する法人，行政機関及び個人事業主をいい，試料・情報の保管，統計処理その他の研究に関する業務の一部についてのみ委託を受けて行う場合を除く。

18. 共同研究機関

研究計画書に基づいて研究を共同で実施する研究機関をいい，当該研究のために研究対象者から新たに試料・情報を取得し，他の研究機関に提供を行う機関を含む。

19. インフォームド・コンセント

研究対象者またはその代諾者等（以下「研究対象者等」という）が，実施または継続されようとする研究に関して，当該研究の目的および意義，方法，研究対象者に生じる負担，予測される結果（リスクおよび利益を含む）等について十分な説明を受け，それらを理解した上で，自由意思に基づいてなす，当該研究（試料・情報の取扱いを含む）を実施または継続されることに同意。

20. インフォームド・アセント

インフォームド・コンセントに関する同意能力がないと客観的に判断される研究対象者が，実施または継続されようとする研究に関して，その理解力に応じた分かりやすい言葉で説明を受け，当該研究を実施または継続されることの決定を理解し，同意を表することをいう。

21. 代諾者・代諾者等

研究対象者の意思および利益を代弁できると考えられる者であって，当該研究対象者にインフォームド・コンセントを与える能力がないと客観的に判断される場合に，当該研究対象者の代わりに，研究者等に対してインフォームド・コンセントを与えることができる者をいう。研究対象者が死者である場合を含めていうときは，「代諾者等」という。

22. 産学連携活動

研究機関が医学系研究に関して企業・法人組織，営利を目的とする団体（以下，企業等）と連携して行う。次の活動が含まれる。

①共同研究：企業等と研究費，研究者を分担して実施する研究（有償無償を問わない）

②受託研究：企業等から療法・薬剤，機器等に関連して契約をもとに行う

研究
③技術移転：研究機関の研究成果や特許権等の権利を利用し，企業において実用化
④技術指導：研究機関の研究者等が企業の研究開発・技術指導を実施
⑤研究機関発ベンチャー企業：研究機関の研究成果をもとに当該研究機関が支援する形でのベンチャー企業
⑥寄附金：企業等から研究機関への制限を設けない研究助成のための寄附金
⑦寄附講座：企業などから研究機関への寄附金による研究推進のために設置された講座

23. モニタリング

臨床試験が適正に行われることを確保するために，研究計画書にもとづく進捗状況ならびに倫理性，科学性が担保されているかについて，研究責任者（研究代表者）が指定したものに行わせる調査をいう。

24. 監査

臨床試験結果の信頼性確保のために，臨床試験が適正に行われたかについて研究責任者（研究代表者）が指定したものに行わせる調査をいう。

25. 利益相反（COI）にかかる用語の定義

①開示を必要とする経済的な COI または関係者

COI 状態を発生する要因が多様であることから，個別的に特別な判断を求められる場合もある。雇用または指導的な立場にある者は，常勤であろうと非常勤であろうと，投資事業，ライセンス活動，または営利を目的とした組織の幹部職員，または役員としての立場にある者も開示の対象と考えられる。

②顧問またはコンサルタント

顧問としてアドバイザーの役割を果たしている場合に相当する。例えば，投資事業，ライセンス活動，または営利を目的とした組織のためにコンサル

タントや顧問をして，定められた年限内にそこからコンサルタント料などの収入があった場合が該当する。

③エクイティ（株など）保有者

ベンチャー企業が，もし，投資事業，ライセンス活動，または営利を目的とする組織であるならば，未公開株，公開株，その株（新株予約権を含めて）を保有し，その保有から利益（該当者によって管理・制御できない多角的なファンドにおいて資金運用される場合を除いて）を得ている場合が該当する。

④講演謝礼金

講演，セミナー，座談会でのプレゼンテーションや参加に対して支払われる正当な報酬のことである。謝礼，投資事業，ライセンス活動，また営利を目的とする組織によって当該者に直接支払われた場合が該当する。

⑤医学系研究実施のための資金

医学系研究プロジェクトの実施に関連するすべての費用を意味しており，もしそれが医学系研究の資金提供者，または，研究費の提供者によって雇用されているエージェントによって支払われた研究費であっても該当する。また，医学系研究の資金提供者から使途を限定しない奨学寄附金であっても，ある一定以上の金額であれば申告し，開示の対象となる。

⑥その他の贈与（贈答，便宜など）

投資事業，ライセンス活動，営利活動を目的とする組織から，研究活動に直接関連していない旅行費用，贈答品，現物支給などを受け取った場合，または，研究活動を実施してから定められた年限内にそれらを受け取った場合は申告を要する。

⑦ COI 指針

各分科会における COI に対する基本的な対応方針，COI の定義，対象者・対象行為の範囲の明確化，COI 委員会の設置や自己申告書の提出などの管理のための基本的なシステムの枠組みなどを定めたものをいう。

⑧ COI 管理

医学系研究に関連する企業・法人組織，営利を目的とする団体との産学連携活動を適正に推進するために，COI 指針に基づき，各分科会に所属する職員・会員から COI に関する自己申告書の提出などを受け，その内容を COI 委員会で審査し，COI 状態により当該分科会の事業活動に何らかの支障を生じる場合には必要な措置をとることにより，教育・研究・広報活動が適切に実施されていることを社会・国民に対して明らかにしていく一連のシステムをいう。

⑨ COI 状態の開示，公開の定義

開示は個人の COI 状態を研究機関，学術団体内の構成員を対象に情報発信する場合であり，公開は社会全体に向けて情報発信する場合を指し，雑誌掲載の論文に記載される場合がその一例である。

利益相反の自己管理
しくみを知って説明責任をはたそう　定価 3,630 円（本体 3,300 円＋税 10%）

2024年10月20日　初版発行

原　　案　曽根　三郎
著　　　　平井　昭光　飯田香緒里　谷内　一彦
　　　　　朴　　成和　田中　徳雄　中山　健夫
発 行 者　河田　昭公
発 行 所　合同会社 クリニコ出版
〒101-0051 東京都千代田区神田神保町2丁目14番地 朝日神保町プラザ
Tel：03-5357-1133
Fax：03-5357-1155
https://www.clinica-pub.com/
制　　作　鈴木　敏行
ISBN 978-4-910396-41-5　C3047 ¥3,300E